補聴器のフィッティングと適用の考え方

帝京大学医学部名誉教授

小寺一興 [著]

診断と治療社

■■著者略歴

小寺一興（こでら かずおき）

帝京大学医学部名誉教授

昭和46年東京大学医学部卒業

帝京大学医学部附属病院病院長，帝京大学医学部耳鼻咽喉科主任教授，日本聴覚医学会理事長，日本耳鼻咽喉科学会福祉医療担当理事，テクノエイド協会補聴器協議会会長などを歴任．昭和52年に帝京大学で補聴外来を開始した．

著書に『補聴の進歩と社会的応用』(診断と治療社)，『失敗しない補聴器選び』(保健同人社)，『補聴器の選択と評価』(メジカルビュー社)などがある．

はじめに

　日本の高齢者人口は，団塊の世代が前期高齢者となる時期を迎えて，大きく増加しています．そして，団塊の世代は補聴器が必要となる 70 歳代を迎えようとしており，補聴器の需要は増加しようとしています．

　補聴器をとりまく環境は，この 10 年間に確実に難聴者にとって望ましい方向へ変化してきました．具体的には，補聴器適合のための技術レベルが高い認定補聴器技能者の数が大きく増加し，施設と設備と業務内容が優れた認定補聴器専門店が増加し，補聴器販売の多くを担当するようになりました．日本耳鼻咽喉科学会の補聴器相談医制度は，10 年前に発足しましたが社会に定着しました．

　病院，診療所における補聴器相談医による補聴器外来は全国に広がりを見せています．そこでは，日本耳鼻咽喉科学会の理事長が耳鼻咽喉科専門医に対して委嘱している補聴器相談医が診療を行い，認定補聴器技能者が補聴器のフィッティングを行っています．補聴器販売の前に補聴器の貸し出しを行い，試聴で効果を確認できた場合に限って難聴者が補聴器を購入する方法は，ほとんどすべての病院，診療所に普及しました．筆者が 40 年前に始めた方法ですが全国に広がりました．

　補聴器販売店では公益財団法人テクノエイド協会が認定し，日本耳鼻咽喉科学会の補聴器相談医と連携することを条件としている，技術が高い認定補聴器技能者が補聴器の販売を行う主流の販売員になってきました．認定補聴器技能者の数は最近 10 年間で約 1200 名から約 3200 名に増加しました．年間に 55 万台の新しい補聴器が販売されている日本の現状では，すべての補聴器販売を認定補聴器技能者が行うためには約 4500 名の認定補聴器技能者が必要であると思われますが，数年以内にその数は実現される見込みになりました．

　国家資格である言語聴覚士が担当する医療は，聴覚障害に加えて，言語障害，嚥下障害など広範囲ですが，教育課程に補聴器，人工内耳などの聴覚リハビリテーションが大きな割合で組み込まれています．聴覚を専門とする言語聴覚士は病院，診療所，難聴教育施設，補聴器販売店などに就職して能力を発揮しています．

　本書は補聴器について重要な事項の全体にわたって記述した本です．内容は適応決定から，選択，処方，フィッティングのための聴力測定と耳型採型，調整の方法，その効果と評価に加えて，上述の適正販売のための制度まで含んでいます．補聴器相談医，認定補聴器技能者，言語聴覚士に役立つものを目指しました．

　ふりかえりますと，最近の 10 年間に補聴器に関連して重要な転機となる事態が多くありました．平成 22 年に日本聴覚医学会が補聴器適合検査の指針(2010)を発表し，平成 25 年に日本補聴器技能者協会が補聴器販売店における補聴効果の確認法を発行し，平成 27 年には JIS の改定が行われ，平成 28 年には日本聴覚医学会が補聴

販売に関連する医療類似行為に関する見解を発表しました．本書はこれらのすべてに対応した内容になっています．日本社会における補聴器のフィッティングと適用のレベルを現状よりもさらに向上させることに役立つことを希望して，本書を上梓することにしました．

「補聴器のフィッティングと適用の考え方」という新しい書名の本として本書を発行することにしましたが，本書は平成11年に初版を発行した「補聴器フィッティングの考え方」の改訂第4版にあたります．平成22年に発行した第3版に加筆追加した今回の改訂では，新しく4つの章を加えて加筆した項目が20項目であり40頁を追加しました．さらに第3版の83項目のうち5項目10頁の内容を完全に異なるものに書き換えました．これに加えて16ある章のすべての扉にそれぞれの章がどのように構成され，各章のそれぞれの項目が補聴器のフィッティングと適用の全体の中でどのような位置を占めているかを説明する文を加えました．以上の66頁の加筆した内容については，より詳しく後に述べますが，まったく新しい内容を記述しています．

さらに重要な修正として，平成27年のJIS規格の改定にあわせて，特性測定について記したG章の7項目14頁について必要な部分に修正を加えました．また，今回の改訂を契機として本書の全体を見直し，時代の進歩と筆者の認識の変化にあわせて，部分的に必要な追加や修正を数多く加えています．

こうしてできあがった本書の全体を改めて見直してみますと，本書の内容は「フィッティング」の領域を大きく越えて「補聴器の適用」について全体的に述べたものとなっています．そこで，内容をより正しく表現するために「補聴器のフィッティングと適用の考え方」という書名に変更しました．

筆者が本書の改訂を行った具体的な動機の1つは，すでに述べたように平成22年に日本聴覚医学会が「補聴器適合検査の指針(2010)」を公表し平成23年に「検査用音源CD」の頒布を始めたことです．平成22年に改訂した第3版では，内容を十分に対応したものにできず心残りでしたが，今回の改訂で補聴効果の評価について記したK章の最初の2項目を加筆修正して対応することができました．

補聴器適合検査の指針(2010)では，必須検査の1つとして57S語表による「語音明瞭度の測定」があげられています．本書のO章の7項目には57S語表の語音明瞭度検査について多くの難聴者から得られた結果をさまざまな観点から集計して記述していますので，難聴者に実際の検査を行った場合に，得られた検査結果を評価するための視点を身につけることができます．また，別の必須検査として「環境騒音の許容を指標とした適合評価」があげられています．本書の項目C-4とK-2には検査の評価をより正しく行うために有用な知識や考え方を記述しています．さらに補聴器適合検査の指針では参考検査項目として4つの検査項目があげられており，そのうちでもっとも簡便で有用な方法は「補聴器特性図とオージオグラムを用いた利得・装用閾値の算出方法」です．本書のH章の4項目ではその方法に関する適切な考え方につい

て詳しく記しています．今回の改訂ではこれらの内容を改めて確認し，O章の最後の項目をまったく新しい内容に書き改めました．

日本補聴器技能者協会は平成25年に「補聴器販売店における補聴効果の確認法」を発行しています．これは，補聴器適合検査の指針(2010)から販売店向けに内容を選んで転載し解説したものですから，「語音明瞭度測定」と「環境騒音が我慢できる範囲になっているかを確認する方法」および「補聴器特性図とオージオグラムを用いた装用閾値の簡易推定法」が記載されています．これらは別の表現になっていますが，内容は補聴器適合検査の指針の上述の検査法に一致しています．本書はより深く理解するために役立つものと思っています．

今回の改訂を行いたいと筆者が考えたさらに大きな理由は，平成28年4月に日本聴覚医学会が発表した「補聴器販売に関連する医療類似行為に関する見解」に対応することでした．見解は最近10年間に起こった補聴器販売の現状における社会の変化をうけて，より良い将来に向けたものであり，医師と補聴器販売業者の間にあったわだかまりを難聴者にとって良い方向で解消する内容です．具体的には，「耳科疾患の既往がない耳の耳型採型」と，「補聴器適合に目的を限定した聴力検査(聴力測定)」を医療類似行為と認識して，安全のために補聴器相談医と連携している認定補聴器技能者に限って行うことを妥当であると認めたものであり，同時に有効性を保証するために補聴器の適応決定を医学・医療の観点から正しく行うことを求めています．

ところが現状を見ますと，耳型採型，聴力検査のマスキング，両耳装用の適否の判断において十分なレベルを獲得している認定補聴器技能者は少ないと筆者は思っています．すべての認定補聴器技能者のレベルが適正で，安全と効果の観点から難聴者にとって満足できるものとなるように，また，診断・指導を行う補聴器相談医が参考にできるように願って今回の改訂の中心の課題にしました．そこで本書では，耳型採型の副損傷について新しくE章4項目を，補聴器の効果判定に限った聴力検査のマスキングについて新しくC章5項目を，両耳装用の適否の判断に必要な知識について新しくB章4項目を追加しました．内容はすべて筆者の経験と思考から得た知識をまとめたものです．これまで発表する機会がありませんでしたから，補聴器相談医，認定補聴器技能者および言語聴覚士などの多くの読者にとって初めて触れる内容が少なからず記述してあると思います．

なお，公益財団法人テクノエイド協会が認定している認定補聴器専門店，認定補聴器技能者および，一般社団法人日本耳鼻咽喉科学会が運営している補聴器キーパーソン制度と補聴器相談医について関係者と社会が理解できるように，できるならば全国の難聴者が知ることを期待して，補聴器の適正販売として新しくP章7項目を追加しました．

本書の特徴は補聴器に関連したさまざまな事項について，多くの章をもうけて，内容を項目として明示して，見開き2頁にまとめて記載したことです．読者はいずれの

項目についても2頁を読むことで小さくても完結した知識や考え方を得ることができるように工夫しました．また，理解を助けるためにほとんどすべての項目について図または表を記載するようにしました．

　本書を始めから終わりまで通読していただければ，補聴器に関する重要な事項を順序立てて理解することができ，深い知識が得られるように章と項目を配置してあります．もちろん，項目のタイトルを具体的なものにしましたので，何か疑問がうかんだ場合には項目を探してその項目を読めば解決できるように記載しています．その観点からも索引が適切になるように努めました．

　読者の理解を容易にするためにこのような記載法を採用しましたが，とくに難聴者に関する記述については，ほぼすべてについて筆者が加わった研究発表に基づいています．あるものは原著論文として報告し，あるものは日本聴覚医学会の機関誌であるAudiology Japan の予稿集に詳しいデータを記載しています．見開き2頁という記載法を採用したための限界があるかもしれませんが，疑問や興味のある読者は原資料までさかのぼっていただきたいと思っています．そのために出典はすべて本文に記載するようにしました．

　本書に記載した内容は，16章103項目にわたっています．補聴器に関連する重要な事項の多さに筆者自身が改めて目を見張る思いでいます．そして，これらの事項はそれぞれが独立したものでは決してなく，多くが関連しています．補聴器に関して1つのことを考える場合に，厳密に考えすぎたり逆に単純に考えすぎると，全体的に見ると誤りになりかねないことが起こりかねません．相互に関連した事項を総合的に考えることが望ましいので，ある事項にとくに関連する別の事項について，その関連を考えやすいように参照していただきたい項目を本文中に記しました．また，それぞれの項目が全体の中で占める位置を理解しやすいように，すでに述べたように章の扉に解説を新しく加えました．

　本書のすべては筆者自身が記したものですから，筆者の認識においては内容に矛盾はありません．そして，内容の軽重の判断と相互関連については筆者の認識においては調和していますので，本書の内容にそのままに反映されていると思っています．なお，内容の重複は極力避けるように心がけました．

　本書の来歴をふりかえりますと「補聴器フィッティングの考え方」の初版は平成11年に上梓しましたが，フィッティングを中心とした内容で本文は65項目130頁でした．本書ではすでに古くなった内容の6項目12頁を削除しており，必要な部分には現代にあわせた修正を加えています．改訂第2版は平成18年に発行しました．デジタル補聴器の出現と普及に対応して，デジタル補聴器の機能，補聴器の処方，補聴効果の評価の3つの章を追加し，合計で16項目32頁を加筆したものでした．改訂第3版は平成22年に発行しました．デジタル補聴器の進歩と新しい型の補聴器の出現に対応したもので，6項目12頁の新しい内容の追加に加えて必要な修正を加筆しま

した．第3版では補聴器適合検査の指針に対応することも目的にしていましたが，内容について十分とはいえないと感じていましたから今回さらに改訂したことはすでに述べたとおりです．

　今回上述の改訂を行い本文が103項目206頁の本書を，書名変更して発行することになりました．初版のほぼ倍の内容を含む本となり，補聴器に関して必要とされる知識のほとんどすべてを網羅する本となっていると思っています．補聴器に関する診療，または，補聴器販売を行う人には必須の知識を獲得または確認するものとして利用していただきたいと願っています．

　おわりに，今回の改訂で大きく追加した耳型採型，聴力検査のマスキングおよび両耳装用の記述については，筆者が改訂を思い立ってから希望した完成までの期間が短いこともあり，改訂作業の比較的はじめの段階から完成に至る過程で，筆者が作成した原稿について何回か反復して，佐野　肇，杉内智子，館野　誠の諸氏にご意見をいただきました．適切な指摘をいただいたことで内容の完成度が高いものにできたと感じています．感謝してお礼を申し上げます．

　新しく章を追加した補聴器の適正販売における記述のうち直接に関連する部分については，公益財団法人テクノエイド協会理事長，一般社団法人日本補聴器販売店協会理事長，NPO法人日本補聴器技能者協会理事長に原稿についてご意見をいただきました．これまで本書の執筆にあたりさまざまなご協力をいただいた一般社団法人日本補聴器工業会に加えて感謝の意を表明します．

　最後に，本書が読者から18年にわたり支持され，時代の変化にあわせて新しい25項目50頁を加筆し，さらに扉の説明16頁を追加して，新しい書名で出版できることについては，改訂第2版から今回の改訂まですべての編集を担当していただいた，診断と治療社の編集者である柿澤美帆さんの能力と協力が不可欠でした．ここにお礼を申し上げます．

　本書がわが国の補聴器のフィッティングと適用のレベルを向上させるために貢献できることを願っています．

平成29年1月

小寺一興

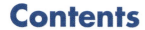

Contents

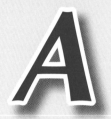

A 補聴器の種類と適応

　補聴器を必要とする者は生活上でコミュニケーションに障害を感じている難聴者である．補聴器の適応は第一に難聴者の平均聴力レベルによって決定する．補聴器の効果は難聴者の最高語音明瞭度によって上限が決まっている．以上の原則と個別の難聴者に合わせた判断についての事項を本章のはじめに記している（A-1〜A-4）．

　補聴器の種類については主に外観によって分類されている．補聴器による音の増幅，会話を聞きやすくするための調節機能は，いずれの外観の補聴器においてもほぼ同じである．外観の違いによる使いやすさの違いと，外観の違いに伴う機能の違いについて本章の後半で記している（A-6〜A-9）．また，I-6 に記したオープンフィッティングの補聴器も重要である．

A - 1 補聴器の適応

補聴器適応があるのは，次のような難聴者である．
1. 日常生活において難聴のために言葉が聞きとりにくい．
2. 補聴器によって会話音を大きくすれば会話理解に有効である．
3. 補聴器使用を希望する．

a 補聴器適応決定の原則

補聴器適応は，一般には平均聴力レベル（500 Hz，1000 Hz，2000 Hz の聴力閾値の平均値）から判断する．良聴耳の平均聴力レベルが 40 dB を越えれば補聴器適応と考えてよい．良聴耳の平均聴力レベルが 100 dB を越えると補聴器の有効性が低く，補聴器を使用していない難聴者では補聴器の適応はない．

補聴器適応は，このように平均聴力レベルによる判断を第一にするが，生活環境，語音明瞭度の両者を考慮して，個別の難聴者において判断されるべきである（A-2 参照）．

表 1 ◆ 平均聴力レベル（良聴耳）とコミュニケーション障害の関係

25 〜 39 dB	小さい会話のみ聞き取りにくい．静かな場所での女性の 4, 5 名の集まりで声が小さい人の話を正確に理解できない．10 名程度の広い部屋の会議で発音が不明瞭な話者の発音を正確に理解できない． 最高語音明瞭度は 80 ％以上が多く，必要時に補聴器の使用がすすめられる．
40 〜 54 dB	普通の会話でしばしば不自由を感じる．大きい声で正面から話してもらえば会話を理解できる．話を正確に理解できないままに相づちをうつことがときどきある．補聴器なしの社会生活では孤立しがちになる． 最高語音明瞭度は個人差が大きいが 65 ％程度が多く，補聴器の常用がすすめられる．
55 〜 69 dB	大きい声で話してもらっても会話を理解できないことが少なくない．後方で行われている会話に気付かない．耳元ではっきり話される言葉のみ理解できる． 最高語音明瞭度の個人差が大きい．コミュニケーションには補聴器使用が必須であるが，その効果は語音明瞭度によって異なる．
70 〜 89 dB	非常に大きい声か，補聴器使用による会話のみ聴取できる．会話が聴取できても聴覚のみでは理解できないことが少なくない．重要な内容の伝達では，メモの併用などが必要になる． 最高語音明瞭度は 50 ％以下が多く，会話理解には補聴器を使用しても注意の集中が必要である．
90 dB 以上	補聴器で会話音を十分大きくしても聴覚のみでは内容を理解できない．読話や筆談の併用が必要になる． 最高語音明瞭度は 20 ％以下が多く，聴覚は補助的になる．

b｜オージオグラムからの適応決定

　平均聴力レベル(500 Hz，1000 Hz，2000 Hz の聴力閾値の平均値)とコミュニケーション障害の関係は，表1に示すとおりである．この表からわかるように，良聴耳に 40 dB を越える難聴があれば，普通の会話でしばしば聞き違えたり，聞き逃したりすることがある．補聴器による増幅が有効であり，普通の会話をすべて聞きとるためには補聴器使用が必要である．

　平均聴力レベルが 90 dB 以上になると，補聴器を使用しても聴覚だけで会話を聞きとることは困難である．補聴器からの音と読話を併用して会話を理解する必要がある．一般に補聴器装用がすすめられるが，手話によるコミュニケーションや筆談で生活する人もいる．成人では補聴器使用を強制してはならない．

　幼・小児では平均聴力レベルが 100 dB 以上であっても補聴器適応になる．補聴器を使用させながら残存聴力をできるだけ利用させ，聴覚口話法で教育する．手話のみによる教育では日本語文法を正しく学習させることができない．人工内耳手術を行い聴覚活用の訓練，教育を行う方法もあり，言語能力獲得の効果は高い．人工内耳適応の条件は訓練教育の環境が整っていて平均聴力レベルが 90 dB 以上である．

c｜生活環境からの適応決定

　会話音が聞きとれない場合の問題は人によって異なる．たとえば，ひとり住まいで，会話は買い物のときだけの人は，買い物時に話ができればよい．このような患者では 55 dB で補聴器適応となる．

　会話を正確に聞きとることが必要で，かつ，聞き返しが許されない状況にある難聴者の適応は軽度となる．具体的には，中学生や高校生，会議の多い会社員，集まりに参加する女性などである．このような難聴者では，良聴耳の平均聴力レベルが 35 dB でも補聴器適応がある．

d｜一側耳正常聴力者

　良聴耳の平均聴力レベルが 25 dB 以内の正常聴力であれば，原則として補聴器適応にはならない．難聴耳側からの会話音は小さく聞こえるが，1000 Hz 以下の周波数では 5 dB 以内の差である(D-4 参照)．もっとも聞きやすい正面から 45°の方向からの音と聞きにくい反対側および後方からの音の聴取できるレベル差は最大で 20 dB 程度である．難聴耳側に補聴器使用を希望する患者に対しては，補聴効果を十分慎重に確認しなければならない(A-3 参照)．

　補聴器は音を大きくすることが基本的機能であり，会話をもっともよく理解できる大きさで聞かせることを目的とした機器である．補聴器使用時のコミュニケーション能力は，語音明瞭度検査の最高語音明瞭度にほぼ一致すると予測できる．

a 補聴器使用時の会話理解能力

　最高語音明瞭度と補聴器使用時のコミュニケーション能力は表1に示すとおりである．最高語音明瞭度が60%以上であれば，補聴器を使用すれば日常会話が可能となる．難聴者は補聴器の効果を容易に理解できる．

　最高語音明瞭度が40%以下の難聴者では，聴覚のみにおけるコミュニケーションの観点では，補聴器の効果は十分でない．補聴器を購入しても使用しない患者の中には語音明瞭度が低い患者が含まれている．補聴器を使用すると，使用しない場合に比べて会話がよく聞こえるので有効といえるが，患者が納得して使用するまでには，不十分な聴覚情報をうまく利用できるための援助が必要なことをあらかじめ予想する必要がある．

　最高語音明瞭度が20%以下になると，簡単な会話を理解するにも読話を併用する必要があり，それでも会話理解能力は限られている．一般には補聴器装用がすすめられるが，手話によるコミュニケーションや筆談で生活する人もいる．成人では補聴器使用を強制してはならない．

表1 ◆ 最高語音明瞭度と補聴器使用時のコミュニケーション能力の関係

100%以下	80%以上	聴覚のみで会話を容易に理解可能.
80%未満	60%以上	家庭の日常会話は聴覚のみで理解可能. 普通の会話はほとんど理解可能であるが, 不慣れな話題では正確な理解に注意の集中が必要.
60%未満	40%以上	日常会話で内容を正確に理解できないことがしばしばある. 重要な内容は確認することやメモの併用が必要.
40%未満	20%以上	日常会話においても読話や筆談の併用が必要.
20%未満	0%以上	聴覚はコミュニケーションの補助手段として有用である. 聴覚のみの会話理解は不可能.

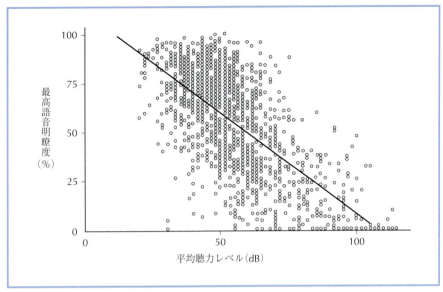

図1 ◆ 平均聴力レベルと最高語音明瞭度の関係

◦印はそれぞれ1名の難聴者を示す．全体では806例である．直線は最小2乗法による回帰直線を示す．中等度難聴者は，平均聴力レベルから最高語音明瞭度を推定すると誤差が大きい．補聴器の効果は最高語音明瞭度から推定できるので，補聴器適応の決定と効果の予測には語音明瞭度検査が必要である．
〔赤井貞康，小寺一興ほか：感音難聴における聴力閾値と語音明瞭度の関係．Audiology Japan，33：210-214，1990〕

b ｜ 適用決定における聴力レベルと語音明瞭度の関係

　平均聴力レベルと最高語音明瞭度の関係は図1に示すとおりである．また，語音明瞭度とコミュニケーション障害の関係は表1に示すとおりで，語音明瞭度が60％以上の状況なら会話理解がほぼ可能である．補聴器適応には平均聴力レベルと最高語音明瞭度の両者が関係する．最高語音明瞭度がよい患者は，会話音が小さくてもかなりよく理解することができ，聴力レベルが悪くても補聴器なしで生活できる．たとえば，平均聴力レベルが40 dBの難聴者で，70 dBの語音レベルで100％の明瞭度を示す患者は，60 dBの語音レベルでほぼ70％の明瞭度であり簡単な会話は補聴器なしで理解できる．一方，平均聴力レベルが40 dBの患者で70 dBの語音レベルで70％の明瞭度を示す患者は，60 dBの語音レベルで50％の明瞭度であり会話理解が困難になる．明瞭度の悪い患者は，明瞭度のよい患者に比べてより軽い難聴であっても補聴器適応となる．

補聴器装用を両耳に行うか片耳に行うかは，成人では難聴者自身に決定させるべきである．わが国の実態として，両耳装用は 45 % 未満である．静かで聞きやすい環境で，複数の人と話をする場合には，会話理解のためには両耳装用が理想的であり A-4，B-1，B-2 で詳しく述べている．

一方，難聴者は本来補聴器を使用しないで聞きとれればよいのであるから，できれば補聴器は使いたくない．使う場合でもできれば片耳にしたいと希望している．両耳装用は難聴者に強制すべきではない．以下に片耳装用の場合の装用耳について述べる．

a 聴力レベル

聴力レベルが軽いほうに装用させることが原則である．良聴耳が平均聴力レベルで 40 dB 以内であれば，反対の耳に補聴器を考える．その理由は，良聴耳の平均聴力レベルが 40 dB 以内であれば，良聴耳側からの話は裸耳で聞きとれることによる（A-1 参照）．

b 希望する補聴器の形

補聴器の形と適合する聴力レベルの関係は表1に示すとおりである．耳あな型補聴器を容易にフィッティングできる聴力は 60 dB 以内である．たとえば，良聴耳が 45 dB で反対耳が 70 dB で耳あな型補聴器を希望する場合には，良聴耳を装用耳とする．耳あな型補聴器は 65 dB 以上の耳に使用するとハウリング（D-1 参照）が起こりやすいので，十分注意した補聴器作製と効果の確認が必要になる．

デジタル補聴器でハウリング・コントロール機能があれば，表の値は 10 dB 大きい値を適用してよい．

c 語音明瞭度

語音明瞭度がよい耳に装用させることが原則である．片耳装用の場合，補聴器使用耳で会話を聞き理解することになるからである．ただし，語音明瞭度検査の差は，一般に 10 % 以上の場合に語音聴取上で左右差があると考えることが妥当である（O-1 参照）．

d 利き手

補聴器の着脱は，高齢者にとっては簡単ではない．利き手側のほうが扱いや

表 1 ◆聴力レベルと適切な補聴器の形

	適合	やや適合	不適合
耳あな型	35 〜 60 dB	65 〜 75 dB	80 dB 〜
耳掛型	35 〜 90 dB	95 〜 110 dB	115 dB 〜
ポケット型	35 〜 105 dB	110 dB 〜	

会話を十分な大きさで聞きとれる補聴器の形. ハウリング(D-1 参照)を十分制御できれば適合範囲は広がる. デジタル補聴器のハウリング・コントロール機能の効果が高いと表の数値は 10 dB 大きくなる. 難聴が高度の患者が耳あな型補聴器を使用する場合には, 耳掛型を使用すればより効果が上がることを説明しなければならない. 重要な会話では耳掛型を使用し, その他の状況で耳あな型を使用する方法もある.

すい. 特に, 状況に応じてボリューム調整が必要であるので, 利き手側に装用させる.

e 電話との関連

平均聴力レベルが 55 dB までの患者では, 電話は補聴器を使用せずに裸耳に受話器を密着させて聞くほうが一般的に聞きとりやすい. 電話をよく使用する患者では, 電話を使わない耳に補聴器を使用させる. 一般に, 左耳で電話をとることが多く, 右手でメモをとることが多いので, 右耳装用になる.

CIC 補聴器(超小型カスタム補聴器)は, ハウリングなく電話を聞きとることができることがある. この場合には, 電話を使う耳を補聴器使用耳とする.

f 一側耳が軽度難聴の場合の反対耳への補聴器使用

一側耳が 30 dB 以上 40 dB 未満の聴力で反対耳に難聴がある場合に, 難聴耳に補聴器を使用するか否かは, 難聴者の生活状態によって決まる. 一般には, 良聴耳を話者に向けることで, 日常生活のコミュニケーション障害は起こらない.

難聴耳に補聴器が必要であるのは, 会議で聞き直しができない場合が代表的である. 一側耳難聴者は, 会議では良聴耳側に全員が座るように席をとって問題を解決している. そのような工夫が困難な場合には, 難聴耳に補聴器を使用することが有効な場合がある(A-1 参照).

A-4 両耳装用

両耳装用は，いろいろな方向からの話者の話を正確に聞くことが必要な難聴者に適している．具体的には，会議，授業などである．また，雑音下の会話にも有効である．本書では B 章でより詳しく述べている．

両耳装用が有効であるためには，両耳の聴力が同等であり，両耳から聞こえる音の音質がほぼ同等で，一側からの音が不快に聞こえないことが条件である．

a 両耳装用の適応と効果

表1に両耳装用の適応の原則を示す．聴力の左右差が 15 dB より小さい者では，両耳装用で両耳聴の効果を得ることができる．補聴器使用時の左右の聴力を同等にすることは可能であり，左右の最高語音明瞭度の左右差は小さく，補充現象の左右差も小さい．この条件を満たす感音難聴者は，感音難聴者全体の約 75 ％を占める（図1，図2）．

聴力の左右差が 25 dB 以上の難聴者では，最高語音明瞭度の左右差は一般に 30 ％以上である．閾値を左右同じにするフィッティングは困難であり，非良聴耳からの会話音は良聴耳に比べ会話理解能力が低く会話理解にはほとんど役立たない．一般的に両耳装用の適応ではない．

聴力の左右差が 15 dB 以上 25 dB 未満の難聴者では，両耳聴の効果は限られる．成人では，実際の生活上で両耳装用が必要な場合があることおよび，求める両耳聴の効果があることを確認できれば適応になる．本人の納得が必要であり，補聴器販売業者が強くすすめてはならない．

b 幼・小児の両耳装用

幼・小児の特徴は言語を含めた学習の時期であることで，幼・小児では両耳装用を原則とする．言語獲得期までに聴覚を利用しないと，成人してから音は聞こえても言葉は理解しにくい耳となる．

幼・小児のその他の特徴として，4 歳ごろから 10 歳ごろくらいまでは聴力悪化を起こしやすい時期であり，本人が気づきにくいことがあげられる．聴力検査を高い頻度で行うことがすすめられ，場合によっては交互装用を考える．

表1 ◆ 両耳装用の効果と適応

左右の聴力差	適応	両耳聴の効果
15 dB 未満	あり	あり
15 dB 以上 25 dB 未満	場合による	限られる
25 dB 以上	なし	ほとんどない

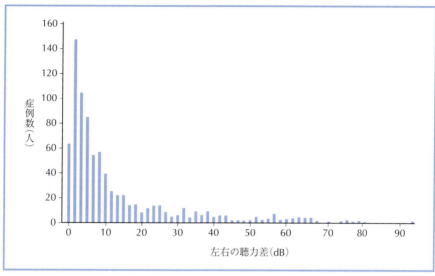

図1 ◆ 聴覚閾値の左右差の分布

両側感音難聴 806 例の平均聴力レベルの左右差の分布を示す. 左右差が 5 dB 以内の例は約 40 %, 10 dB 以内の例は約 70 %であり, 15 dB 未満の例は約 75 %であって両耳装用に適した聴力である.

〔赤井貞康, 小寺一興ほか：感音難聴における聴力閾値と語音明瞭度との関係. Audiology Japan, 33： 210-214, 1990〕

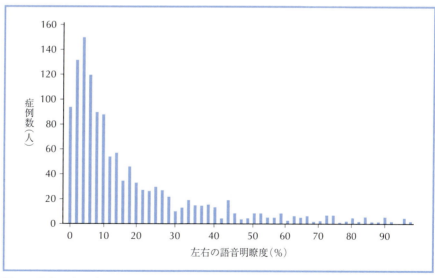

図2 ◆ 最高語音明瞭度の左右差の分布

両側感音難聴 806 例の最高語音明瞭度の左右差の分布を示す. 左右差が 15 %以内の例は約 65 % であり, 20 %未満の例は約 75 %であって両耳装用に適した左右差である.

〔赤井貞康, 小寺一興ほか：感音難聴における聴力閾値と語音明瞭度との関係. Audiology Japan, 33： 210-214, 1990〕

補聴器の器種選択においては，重要な順に，補聴器使用によって十分な聴力になるか，補聴器使用が音響的に不快でないか，難聴者が補聴器を操作できるか，形が難聴者の好みに合っているか，価格的に妥当かなどを考慮する．

適切な器種選択を行うためには，補聴器の特徴を理解し，難聴者の希望を正しく理解する能力が求められる（I-1 参照）．

a 音響利得

補聴器使用の目的は会話音を大きくして聞きとれるようにすることであり，十分に音を増幅できる補聴器が必要である．器種選択においては，補聴器のカタログの特性から，表1の値を参考に音響利得が適切かどうか判断する．

難聴者が補聴器を使用して会話音の大きさを判断する場合は，日本語では母音の大きさで判断している．800 Hz から 1000 Hz の周波数帯における利得が，難聴者が感じる増幅度である．

長期間使用している間に補聴器の利得はボリューム位置が同じでも減少する．また，数年の間には難聴者の聴力も悪化する．これに備えるために，器種選択においては利得の予備が必要である．予備利得は少なくとも 5 dB，できれば 10 dB 必要である．

音響利得は，実際に患者が使用できる利得を考えるべきである．ハウリング，最大出力との関連で利得を大きくできない場合を考慮する（D-1 参照）．

b 最大出力

難聴者は一般にうるさくない補聴器を希望する．うるささは，補聴器から出る強大音，難聴のために聞こえなかった環境音，補聴器をとおすことによる異質な音などに対して感じられる．初期の器種選択では，まず，強大音が聞こえないことを条件に適切な最大出力に調節できる器種選択を行う．表に難聴の程度と目安となる適切な最大出力の関係を示す（J-2 参照）．

c 操作性

補聴器は患者自身が扱えなければならない．補聴器の着脱，スイッチのオン・オフ，利得調整器の調節，電池の入れ替えを患者自身が行える器種とする．

ノンリニア増幅を行う補聴器は，利得調整器の調節が少なくてよい（F-1 参照）．高齢者の耳掛型，耳あな型補聴器では，操作が少なくなる利点がある．

例外は幼・小児と認知症高齢者である．これらについては家族が扱えるものであればよい．

表1 ◆ 難聴の程度に対応した必要な利得と適切な最大出力の目標値

聴力レベル	利得	最大出力
〜40 dB	10〜15 dB	85〜95 dB SPL
〜50 dB	15〜20 dB	95〜105 dB SPL
〜60 dB	25〜30 dB	100〜110 dB SPL
〜70 dB	30〜40 dB	105〜115 dB SPL
〜80 dB	40〜45 dB	115〜125 dB SPL
85 dB〜	50 dB〜	120 dB SPL〜

最大出力は最初の器種選択で目標とする値を示す．2 cm^{3}で測定した値を示す．実際のフィッティングでは個別の難聴者に適合する最大出力の範囲は広い(J-2 参照)．

d 補聴器の形への難聴者の好み

　補聴器は難聴者にとってはできれば使用したくない医療機器である．やむをえず補聴器使用を考え，できる限り目立たない補聴器を希望する．形に対する難聴者の希望は重視されなければならない．しかし，効果がほとんど得られない補聴器は使えないので，難聴の程度と形の関係を無視してはならない(A-3 参照)．

e 価 格

　一般的に補聴器の価格は機能および外観と関連する．機能が多いほど高価格になり，形が小さいほど高価格である．性能が高く価格が低いほうがよいとの合理的な考え方で器種を選択することが原則とされるべきである(I-1 参照)．

　聴覚障害者(身体障害者福祉法による)のうち就労者は 26％にすぎず，就労者の月収は半数が 15 万円以下である．また，一般高齢者世帯の過半数で 1ヵ月の収支は赤字である(P-7 参照)．

　補聴器フィッティングを行う難聴者に有効な機能を考え，それを実現し，その他の機能は備えていないために低価格になっている補聴器が望ましい．

　患者によっては，高価格の補聴器を購入することを好む階層の人がいる．このような希望も完全には無視されるべきではない．

A-6 耳あな型補聴器，カスタム補聴器

　耳あな型補聴器はもっとも目立たないため，難聴者にもっとも好まれる補聴器である．ただし，難聴程度が重く，効果が期待できない患者にすすめてはならない（A-3 参照）．また，耳掛型補聴器は機能上同等または，より優れていて低価格であることを説明しなければならない．

a 耳あな型補聴器の利点（耳掛型補聴器との比較）

1. 目立たない．
2. 装用耳前側方の音をよくひろう．
3. 運動に適している．
4. 眼鏡の邪魔にならない．

　耳あな型補聴器の利点は，目立たず，運動時や眼鏡をかけるときに邪魔にならないことである．特に個人の耳の形にあわせた型を作り，内部に補聴器の部品を組みこんだカスタム補聴器は目立たない（図1，図2）．難聴者は一般的に耳あな型補聴器の目立たない利点に大きな魅力を感じることが多い．また，音は装用耳前側方の音をよくひろい，実耳の方向感に近い（D-4 参照）．

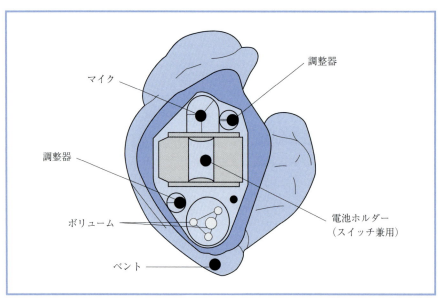

図1 ◆ カスタム補聴器の構成
カスタム補聴器のスイッチは，電池ホルダーのケースまたはボリュームに付属することが多い．調整器は最大出力調整と音質調整器が付けられることが多い．ベントは空気抜きの穴で，カスタム補聴器では耳を密閉するので原則的に付けられている．

b｜耳あな型補聴器の欠点（耳掛型補聴器との比較）

1. ハウリングが起きやすい．
2. 利得を上げにくい．
3. 最大出力を高くできない．
4. 価格が高い．
5. 小さく操作しにくい．
6. 電池交換が行いにくい．
7. はずしたときになくしやすい．
8. ボリューム位置の数字がなく記号で示されている．
9. 小児では耳介の成長に伴いシェルの再作製が頻繁に必要になる．

　耳あな型補聴器の欠点は，第一にハウリング（D-1 参照）が起きやすく，このため利得が上げにくく，最大出力を高くできないことである．その原因は，補聴器のマイクロホンとイヤホンの距離が近いことによる．

　第二の欠点は，小さいために電池交換，スイッチを入れること，ボリュームの調節が難しいことである．

　多くの患者で，補聴器の着脱時に，補聴器を装着してからスイッチを入れ，ボリュームを上げていく操作が困難である．また，補聴器をはずすときに，スイッチを切ってから補聴器をはずす操作が困難である．このため，補聴器の着脱時にハウリングが起きることが多く，不満の原因となりがちである．

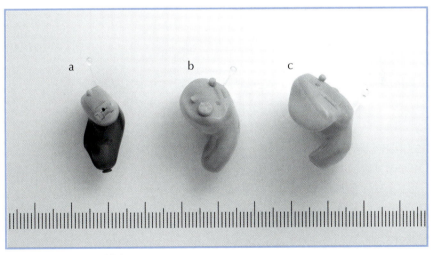

図2◆各種カスタム補聴器
a：CIC 補聴器（超小型カスタム補聴器）．b：カスタム型（標準型）．c：フルコンチャ型．

A-7 耳掛型補聴器

　日常生活での聴覚によるコミュニケーションを考える場合に，性能と操作性の観点から，現時点では耳掛型補聴器がもっとも優れている．

a｜耳掛型補聴器の利点

耳掛型補聴器の利点（耳あな型補聴器との比較）

1. ハウリングが起きにくい．
2. 利得を上げやすい．
3. 最大出力を高くできる．
4. 補聴器のボリューム位置が数字で示されている．
5. スイッチが文字で示されている．

　耳掛型補聴器を耳あな型補聴器と比較した場合の利点は，ハウリングが起きにくく，利得を上げやすく，最大出力を高くできることである．

　耳掛型補聴器は耳あな型補聴器に比べて操作が容易であり，特に高齢者や指先の操作がやや不自由な難聴者にすすめられる．

耳掛型補聴器の利点（ポケット型補聴器との比較）

1. 比較的目立たない．
2. 運動に適している．
3. 頭のレベルの音を中心に受ける．

　これらの利点は耳あな型と共通している．耳掛型補聴器は頭のレベルに向かって話しかけられた会話音を受けることができ，生活活動の邪魔にならない．耳掛型補聴器は機能と価格を総合すると，もっともすすめられる補聴器である．

b｜耳掛型補聴器の欠点

耳掛型補聴器の欠点（耳あな型補聴器との比較）

1. 男性では目立つ．
2. 汗に弱い（汗をかくと補聴器が一時的に働かない）．
3. 眼鏡の邪魔になる．

　耳掛型補聴器を耳あな型補聴器と比較した場合の欠点は，特に男性で目立つことであり，また，汗に弱いことである．目立つことで補聴器使用をためらう難聴者にとっては，外観の欠点は重大である．

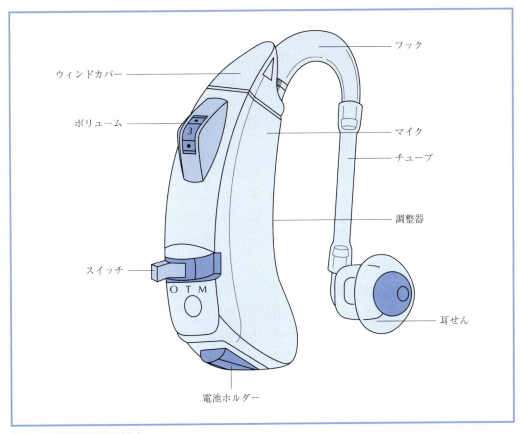

図1 ◆ 耳掛型補聴器の構成

耳掛型補聴器の欠点（ポケット型補聴器との比較）

1. 小さく操作しにくい．
2. 電池交換が行いにくい．
3. 価格が高い．
4. 眼鏡の邪魔になる．

　耳掛型補聴器をポケット型補聴器と比較した場合の欠点は，価格が高いことと操作がやや困難なことである．これらの欠点が問題となる難聴者ではポケット型補聴器を使用することがすすめられる．

ポケット型補聴器は生活上邪魔になりやすいので，活発に社会活動を行う難聴者には適さない．しかし，ポケット型補聴器が適する難聴者がいるので，ポケット型補聴器がすすめられる条件を理解しておかなければならない．

a ポケット型補聴器の利点

1. 操作が容易である．
2. 価格が安価である．
3. イヤホンの性能がよい．

ポケット型補聴器の最大の特徴は操作が容易なことである．指先がやや不自由な状態でも補聴器は使用しやすい．

他の使い方として，会議で机の上に補聴器を置いて使用すれば，周囲の音をよくマイクロホンがひろい全体の発言を聞きとりやすくなる．明瞭度が悪い難聴者では，ポケット型補聴器を手に持ってマイクロホンのように使用し，話を聞きとるようにすれば有効である（図1）．

b ポケット型補聴器の欠点

1. 生活活動に不便である．
2. 大きくて目立つ．

あまり活動せず，目立つことを気にしない難聴者にはポケット型補聴器がすすめられる．

c 介護補聴器

介護保険の対象になる要介護高齢者には，従来のポケット型補聴器でも操作が困難なことが少なくない．その理由は，要介護高齢者には認知症や手指の不自由な人が少なくないことによる．このような場合には介護担当者が補聴器を操作しなければならない．

外出することが容易でないので，適合の必要性が少なく，本人および介護担当者にとって扱いやすい補聴器として介護補聴器があり，その規格が学会で提案されている．しかし，現在では普及していない（図2）．

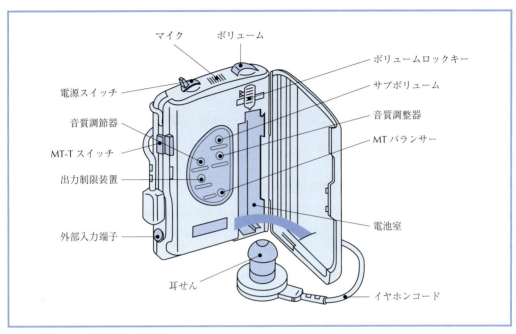

図1◆ポケット型補聴器の構成

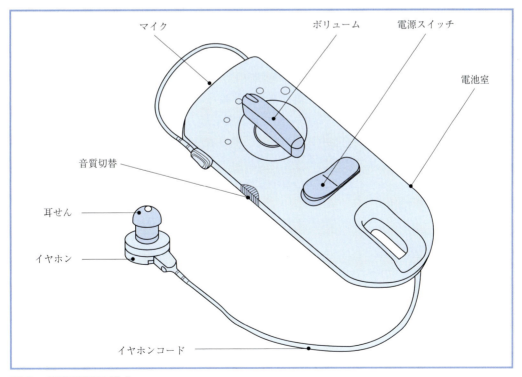

図2◆介護補聴器の構成

　外耳道内に納まる小型イヤホン，補聴器用 IC の小型化，ハウリング抑制のためのデジタル処理の進歩，および，マイクロホンの小型化は補聴器の外観に大きな変化をもたらし，耳掛型補聴器の外観を大きく改善した．さらに，オープン型耳せんを使うと，補聴器の装着による耳の圧迫感がほとんど感じられないほど改善する．わが国の補聴器販売統計で耳掛型補聴器がカスタム型補聴器より多く販売されるように平成 20 年（2008 年）から変化し現在まで続いている背景には，耳掛型補聴器の形の改良が大きく関与している．

a｜オープンフィッティングの補聴器の構造

　外耳道内に納まる小型イヤホンが普及し，耳掛型補聴器の外観は大きく改善した（図1 a）．イヤホンが外耳道に納まるので，音導チューブは不必要になり，補聴器本体とイヤホンを繋ぐ極細コードが用いられる（I-6 参照）．

　補聴器本体とイヤホンを繋ぐ極細コードは，外観上たいへん見えにくい．外耳道内の小型イヤホンにドーム型耳せんを使用すると，外耳道皮膚にかかる圧力は軽微となる．IC の小型化で省電力が可能となり，小型電池の使用が可能になる．IC の小型化と電池の小型化は補聴器本体の重量を減らし，極細コードとドーム型耳せんでも補聴器を耳に安定して装用できるようになった（図1 b）．

b｜新しい形態の補聴器

　補聴器本体の小型化は，さらに新しい補聴器の形態を生み出した．ひとつは，補聴器本体を耳介に固定する補聴器である．耳輪と対耳輪の間に補聴器本体を固定する．若い女性でおしゃれの感覚で補聴器を使うものに人気がある（図2）．別の形態として，補聴器本体を外耳道に納めるが耳を密閉しない補聴器がある．補聴器の固定は，透明なチューブで行い，チューブの先端にマイクロホンがついている．マイクロホンの位置が耳介にあることは，風切り音の抑制にも有効である（図3）．

c｜FM 補聴器の小型化

　平成 19 年（2007 年）からわが国の FM 補聴器に使用できる周波数（補聴援助用ラジオマイク）が 75 MHz から 169 MHz に変更され，欧米と同一となった．この結果，FM 補聴器のアンテナが小さくなり，図4 のように補聴器の尾部に小型のソケットをはめ込むことで FM 補聴器を使用することができる．

　FM 補聴器は，学校における学習だけでなく，社会生活でも有用である．一般の社会人の難聴者が FM 補聴器を自由に使える社会の到来が期待される．

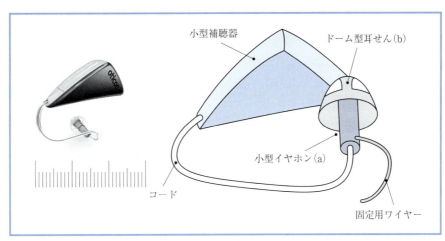

小型補聴器

ドーム型耳せん(b)

小型イヤホン(a)

コード

固定用ワイヤー

図1 ◆ オープンフィッティングの補聴器の構造

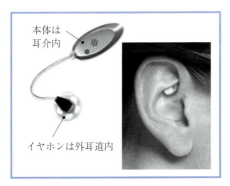

本体は
耳介内

イヤホンは外耳道内

図2 ◆ 耳介装用タイプ

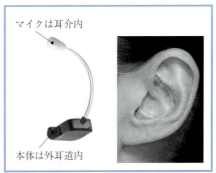

マイクは耳介内

本体は外耳道内

図3 ◆ 耳あな装用タイプ

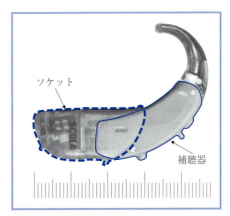

ソケット

補聴器

**図4 ◆ 耳掛型補聴器の尾部にソケットを
付けると FM 補聴器となる**

　補聴器の基本機能は音の増幅であり，どの周波数帯をどの程度増幅するか（利得周波数レスポンス）が補聴器の効果を決定する．補聴器に欠かすことができない重要な機能は最大出力音圧の制限であり，どの周波数でどこまでのレベルの音を出力するか（最大出力音圧周波数レスポンス）が強大音のうるささと聴覚保護の効果を決定する．

　アナログ補聴器では上記の機能をアナログ回路で行い，デジタル補聴器ではデジタル回路で行う．補聴器の調節はアナログ補聴器では調整器（トリマー）を調節することで行われることが多く，デジタル補聴器ではコンピュータを利用したデジタル調節で行われる（図1）．

a　アナログ補聴器の利点

　現時点におけるアナログ補聴器の利点は安価なことである．また，利得（ボリューム）の調整を広い範囲で連続して行えることが利点である．10年前までは，ほとんどすべての補聴器はアナログ補聴器であった．そして，難聴者の多くがアナログ補聴器を利用してコミュニケーション障害を克服していた．アナログ補聴器は現時点においても十分に有用な補聴器である．しかし，現在ではほとんど製造販売されていない．

b　デジタル補聴器の利点

　デジタル補聴器では，補聴器の調節と音響処理をデジタル信号処理で行う．外界の音をマイクロホンで受け，得られたアナログの電気信号をデジタル信号に変換し，信号処理を行った後，デジタル信号をアナログ信号に変換してイヤホンを駆動して音を発生させる．

　デジタル補聴器は，さまざまな信号処理が理論的には可能である．しかし，補聴器に用いるデジタル信号処理にはいくつかの制限がある．具体的には，電子回路が補聴器に収まる大きさであること，デジタル信号処理の演算時間が40 msecを越えず口の動きとの時間差が無視できること，消費電力が少なく補聴器として実用的であることなどが満たされなければならない．デジタル補聴器はこれらの制限を満たす範囲の信号処理を行っている．

　現在のデジタル補聴器はF章で詳述するが，ノンリニア増幅を行う補聴器が多い（F-1，F-2，G-6参照）．その他に，周波数変換型補聴器や，雑音と語音の増幅を変える（ノイズリダクション）補聴器や，指向性を備えた補聴器や，ハウリングを抑制する補聴器や，子音の弁別を改善するための信号処理を行う補

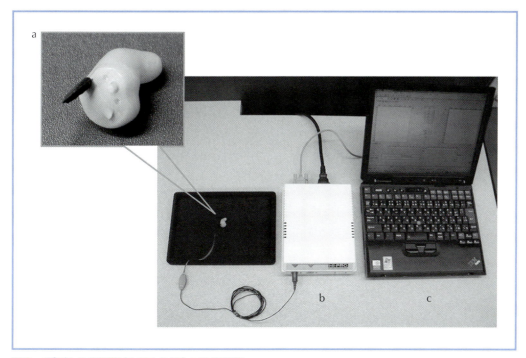

図1 ◆ デジタル補聴器（カスタム型）とその調節
カスタム型デジタル補聴器（拡大図a）とインターフェイス（HI-PRO，b）と調節用コンピュータ（c）．補聴器とコンピュータをインターフェイスを介して接続し，コンピュータ上のフィッティング・ソフトウェアで補聴器の調節を行う．

聴器などが実現できている．デジタル信号処理を行うこと自体でなく，どのような処理を行っているかに注目して，補聴器を選択することが望まれる．
　デジタル補聴器の調節は，デジタル処理で行われることが多い．しかし，補聴器の調節をドライバーを用いて手動で行い，音響処理をデジタル処理で行う補聴器もある．調節を簡単に行う工夫の1つである．このような補聴器も音響処理を中心とする考え方からデジタル補聴器に含まれる．

c｜プログラマブル補聴器

　プログラマブル補聴器は，増幅を行う電子回路はアナログ回路であり，補聴器の調節をコンピュータ利用のデジタル処理で行う補聴器である．複雑なアナログ回路とデジタル調整を組み合わせることで，プログラマブル補聴器は通常のアナログ補聴器を越える性能を発揮することができる．しかし，デジタル補聴器の普及と共に製造販売されることが少なくなっている．

　高度難聴や聾の患者では，内耳有毛細胞(音を感じる感覚細胞)が消失していることが多い．内耳有毛細胞が完全に失われた難聴では，補聴器でどんなに音を大きくしても聞くことはできない．しかし，人工内耳を手術で植え込んで利用すれば，聴覚によるコミュニケーションのみで家族との簡単な会話が可能であり，読話を併用すれば社会生活における会話が可能になる．

a 人工内耳の構成と機能

　人工内耳には手術で体内に植え込むコクレアインプラントと，コクレアインプラントに音声信号と電源を送る体外部がある．体内に植え込まれるコクレアインプラントは，側頭部の皮下に植え込まれる本体部(受信・刺激モジュール，受信アンテナ，体外部の送信コイル固定のための内部磁石)と蝸牛に挿入される電極リード部がある(図1a)．体外部は音を受けるマイクロホン，音声信号を処理する信号処理装置(スピーチプロセッサ)および送信コイルで構成されている(図1b～d)．人工内耳は内耳(蝸牛)に挿入された電極で，蝸牛内に分布する神経末端を電気刺激し聴覚を発生させる．

b 人工内耳と補聴器の比較

　補聴器と比べて人工内耳で必要とされる事項または欠点は，入院・手術が必要なこと，体内に異物が植え込まれること，体外に装着する本体が大きいこと，電池の消費が高いこと，などである．

　さらに，人工内耳による聞こえ方は従来の聞こえ方とまったく異なっており，新しく聞こえる音を従来の音と同じに理解できるよう学習する必要がある．これに対して補聴器による聞こえは，補聴器を使用せずに聞く大きい音とほぼ同じである．

c 人工内耳の適応

　人工内耳の適応難聴者は，純音聴力検査で90 dBを越える難聴があり，補聴器を使用してもほとんど会話音を理解できない患者である．難聴者が手術を受けることを希望すれば適応になる．

　小児では，聴力検査を行うことができ，高度難聴があることを確認でき，かつ補聴器の効果がほとんどないことを確認でき，さらに，人工内耳手術後に約2年間の集中した訓練を行うことができる状況で手術適応となる．

　人工内耳の適応基準が日本耳鼻咽喉科学会で決定されている．

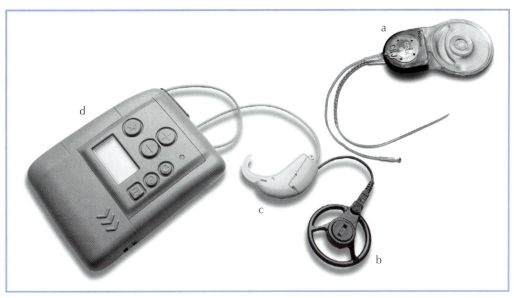

図1 ◆ 人工内耳の構成
a：コクレアインプラント. b：送信コイル. c：マイクロホン. d：スピーチプロセッサ.

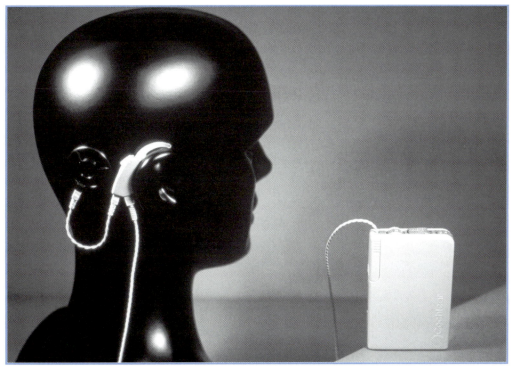

図2 ◆ 人工内耳の装用状態

B 両耳装用の効果

　補聴器を両耳に装用することは，正常者の聴覚機能でみられる両耳聴の効果を補聴器使用者が得られることを目的としている．両耳聴を得るには両耳の補聴閾値が同じであるようにフィッティングする．その理由を本章 B-1 に記している．また，A-4 には両耳聴の効果を期待できる感音難聴者の頻度と適応の原則を記している．なお，両耳装用の適応の判断には聴力検査が正しく行われることが前提であり C-3，C-5 が関係する事項である．

　両耳聴の効果については B-2 に記した．それぞれの難聴者で両耳装用の効果のどれが得られるかについて，補聴器を適用するものは判断して説明し，難聴者が効果を自覚できるようにすることが求められる．難聴者は両耳装用の有効性を自分自身で判断することができ，片耳装用か両耳装用かを判断できる．

　B-4 には，わが国に広く流布している誤った説明について記している．その理解のために B-3 に聴覚中枢の構造（解剖）を記した．利益最優先の補聴器販売は，高度に情報化され権利が保証された現代の日本社会で存在し続けることはできないと予測される．P 章に記した制度はそれを保証している．

B-1 両耳装用におけるフィッティングと適応の判断

　両耳装用の目的は両耳聴の効果を得ることなので，補聴器使用時の聴力には左右差がないようにフィッティングを行う．左右差がないことはもっとも基本的かつ重要な事項であり，これができない例は両耳装用の適応は低い（A-4 参照）．

　両耳聴の効果を得るには，語音明瞭度の差も少ないほうがよく，閾値上のラウドネスの変化も同様であることが望ましいが，フィッティングで実現できない例がある．両耳装用の適応の患者は適切に判断されなければならない．

a｜両耳で聞く効果を得られる条件

　一側耳を完全に遮蔽して難聴にすると，遮蔽した耳の側で 1.5 m の距離から発生した音は，遮蔽しない側の耳で約 10 dB 小さい音として聞こえる（小さく聞こえる程度は最大で 15 dB）．補聴器を両耳装用した場合に装用閾値に 15 dB の差があると，聴力が悪い側からの音は良聴耳側で大きく聞こえるので両耳聴の効果はほとんど得られない．

　補聴器を装用すると外耳道共鳴の効果のすべてと耳介の集音効果の一部がなくなるので，補聴閾値が悪い耳側からの音が反対耳である補聴閾値がよい耳のほうで大きく聞こえる可能性は高くなる（D-4 参照）．特に 1000 Hz 以下では補聴器使用時の聴力の左右差が数 dB と小さいので，両耳装用を行った場合には，補聴器使用時の聴力の左右差がほとんどないようにフィッティングすることが両耳聴の効果を十分に得るために求められる．

b｜感音難聴者の聴力の左右差と語音明瞭度の左右差の関係

　図1に示すように，聴覚閾値と語音明瞭度の関係には，同一人の左右差に着目すると密接な関連がある．図1は 806 例の感音難聴者から得た結果であるが，対象は A-2 の図1に示した例と同じである．片耳に注目すると平均聴力レベルと語音明瞭度の関係には関連がほとんどないが，感音難聴者の左右差については，平均聴力レベルが悪化すると語音明瞭度が悪化する関係が明らかに認められる．その関係は，10 dB 聴覚閾値が悪化すると語音明瞭度は 10 ％から 15 ％悪化する．

c｜両耳装用の適応

　語音明瞭度に左右差がありそれが大きいと，会話理解は明瞭度がよい耳からの音で行うが，明瞭度が悪い耳からの音は会話理解を妨げる雑音として働く例

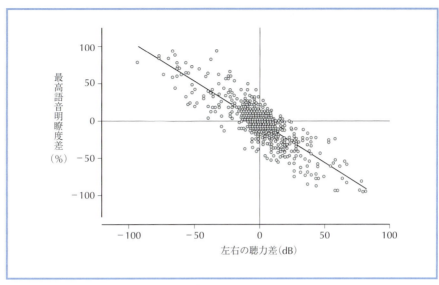

図1◆聴力の左右差と語音明瞭度の左右差の関係

右耳の閾値から左耳の閾値を引いた左右差と，右耳の明瞭度から左耳の明瞭度の値を引いた左右差の関係を示す．聴力閾値が悪化すると明瞭度が低下する傾向が明瞭に認められる．平均すれば10 dB 閾値が悪化すれば明瞭度は10 %から15 %低下する．

〔赤井貞康，小寺一興ほか：感音難聴における聴力閾値と語音明瞭度の関係．Audiology Japan，33：210-214，1990〕

がある．補充現象に左右差があり一側耳で不快閾値が低い例でも，悪いほうの耳からの音が不快な雑音として聞こえる例がある．このような例では，方向感，聴覚保護，音の立体感などの両耳聴の効果は得られない．

　両耳装用のフィッティングが容易であり，両耳装用の効果を十分に得られる両側感音難聴は，聴覚閾値の左右差が15 dB 未満の感音難聴者である，語音明瞭度の差は20 %未満である．この条件を満たすものは両側感音難聴者の約75 %である．

　平均聴力レベルの左右差が15 dB 以上の感音難聴者は，両耳装用によって一般的に考えられている両耳聴の効果を得ることは難しい．最高語音明瞭度の左右差が20 %以上の感音難聴者は，補聴器使用時のコミュニケーション能力に大きい差があり（A-2 **表1**参照），明瞭度不良側からの音に対する不快感があるので両耳装用の効果は限られる（A-4 参照）．

B-2 両耳装用の効果

　両耳装用の効果としては，方向感がわかる，雑音下で話が聞きやすい，聴覚の保護に役立つ，音が立体的に聞こえるなどの利点があげられる．これらの効果については，それはどの程度か，補聴器調節はどうするべきか，難聴者に有効で必要かなどを，それぞれの難聴者で検討して適応を判断する．

a 方向感

　音源の方向を判断する聴覚上の手がかりは，音の大きさと音の始まりの時間差である．音が大きく聞こえる方向に音源があると感じ，音が早く到達した方向に音源があると感じる．補聴器を使用している場合でも補聴閾値に左右差があると，音源の方向ではなく良聴耳側で大きく聞こえ，音源の方向を良聴耳側と感じる．補聴器を使用している状態では，両耳の補聴器使用時の聴力が同等でないと音の大きさの左右差を環境に合わせて正しく聞くことはできない．

　実際の生活では片耳装用であっても，家庭内では家具や警報機の位置が決まっているので，音の意味を知ることで音源の位置を知るなどの方向感の認識が行われる．また，会議では声から話者を判断し，あらかじめ話者の位置を認識していることで位置を知ることができる．

b 聴覚保護

　両耳聴では，片方の耳それぞれに同じ大きさの音を同時に聞かせると，音の大きさが 6 dB 大きく聞こえる．両耳装用に聴覚保護の効果があるという説明は，左右の聴力が同じ場合に片耳で聞くのに比べて，両耳では 6 dB 大きく聞こえる事実を根拠にしており，この場合には利得が 6 dB 小さくてよいので，長期間の補聴器使用による慢性音響外傷を避けられるという考え方である．

　もし，左右の耳の補聴閾値に 10 dB の差があると，両耳聴による大きさの増加は得られない．また，両耳装用をしている難聴者は，状況に応じて片耳だけ補聴器を使うことも少なくない．補聴器使用者の聴覚の保護は，個別の耳について利得と最大出力を合わせるほうが有効で，それぞれの耳で補聴器の調節を適切に行えば両耳のラウドネスの加算に対する考慮は不要である．

c 雑音下の会話理解の向上

　雑音下の会話理解の改善の機序は，雑音が一側に偏っているとき，雑音側の会話音の明瞭度が低下するが，雑音と反対側の明瞭度は低下しないので，雑音の反対側の音に注意を向けることで会話音が聞きやすくなる．この考えが成り立つための条件は，両耳の最高語音明瞭度に左右差が小さいことである．

表1 ◆ 両耳装用の目的と現在のデジタル補聴器の機能（両耳間通信）の対応

両耳装用の目的	両耳間通信の有効性
a．正常者と同等の両耳効果	あり
b．難聴耳側からの会話の明瞭度改善	なし
c．音源の左右方向の区別	なし
d．難聴耳側から話しかけられた場合に気づく	なし
e．片耳が難聴である心理的負担の軽減	なし

〔小寺一興：聴覚に関わる社会医学的問題「補聴器フィッティングの現状と将来の課題」．Audiology Japan，57：127-134，2014〕

　もしも，左右の耳の最高語音明瞭度に差があると，その差を補聴器フィッティングでなくすることはできない．左右の耳で最高明瞭度の差が大きいと，雑音があっても最高語音明瞭度が高いほうの耳で会話を理解しようとするので，両耳聴による雑音下での会話理解の向上は起こらない．

d｜両耳装用のさまざまな効果

　両耳装用には上述の一般的にいわれる事項と異なる効果があり，これらの効果が有効な例では両耳装用が適応になる．

　近くから小さい声で話しかけられた場合に気づかないことを特別に気にする難聴者がいる．このような例では話しかけられたことに気づくと，話者との位置関係を変更して話を良聴耳で聞くように対応できる．

　難聴耳側の隣に座る話者の会話を難聴耳側で聞かなければならない状況がある．このような状況で話を聞くことが生活上どうしても避けられない難聴者では両耳装用が有効な場合がある．

e｜デジタル補聴器の両耳間通信

　両耳補聴に関連する現在のデジタル補聴器の機能は，補聴器間通信である．補聴器間通信の機能を働かせると，両耳補聴の場合に，片側の補聴器の調節（利得およびプログラム）を変化させたときに，自動的に反対側の調節が同じように変化する．両耳間通信は，左右の聴力がほぼ同様であること，および左右の最高明瞭度がほぼ同様であることという条件を満たす両側難聴者に有効な機能である．

　左右の聴力や明瞭度に差がある難聴者が両耳装用に希望することは表1のbからeに示す事項である．さまざまな情報処理が可能なデジタル技術に解決や改善が期待され，今後の技術の進歩が求められている．

聞いた声を意味のある言葉として理解する機能は，側頭葉に存在する第三次聴覚中枢であるウェルニッケ野で行われる．ウェルニッケ野は左右いずれか一側(優位半球)の側頭葉に存在する．

内耳からウェルニッケ野までの情報伝達は，脳幹において両側性に行われる．左右の耳からの情報は，いずれも優位半球のウェルニッケ野に伝達される．

a 内耳から脳幹へ

外界の音は，内耳のコルチ器(感覚器)に存在する内有毛細胞を興奮させ，神経伝達物質がシナプスへ分泌される．神経伝達物質は，第一次ニューロン(神経細胞)の軸索の先端部の受容体に結合し活動電位を発生させ，第一次ニューロンに神経興奮が生じる．この神経興奮は大脳に向けて，上行性に多くの神経を経由して伝達される．

聴覚の第一次ニューロン(神経細胞)の細胞体はラセン神経節にあり，2方向に軸索(神経線維)を持っている双極性の細胞である．第一次ニューロンに生じた神経興奮は，中枢側の神経線維である蝸牛神経によって同側の蝸牛神経核へ伝達される．蝸牛神経核は脳幹の橋に存在し，第二次ニューロンの神経細胞体が存在する．

b 脳幹における情報伝達

第二次ニューロンからは軸索(神経線維)は1つで単極性である．蝸牛神経核からは橋に存在する同側の上オリーブ核に神経興奮が伝達される．また，反対側の上オリーブ核にも台形体核を経由して神経興奮が伝達される(図1a)．

上オリーブ核の神経細胞は脳幹の中脳に存在する同側の下丘に情報を伝達する．この連絡を担う神経線維は外側毛帯を通る．左右の下丘の間に交連線維があり情報が伝達される．

下丘から中枢側には，同側の間脳の視床に存在する内側膝状体に情報が伝達され，次いで，内側膝状体からは大脳の側頭葉に存在する聴覚野に情報が伝達される．この連絡を担う神経線維は聴放線である．内側膝状体では交連線維はなく情報が左右の脳で相互に伝達されることはない(図1a，c)．

聴覚野では聴覚の情報を音として感じる．なお，大脳には左右の大脳半球を結び多くは対称部位を連絡する交連線維がある．

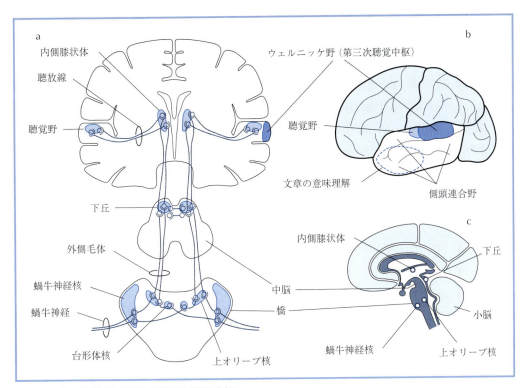

図1◆聴覚中枢路（上行路）の構造と聴覚中枢

c 大脳における言語の認識

　聴覚の中枢については，聴覚野が第一次聴覚中枢であり，聴覚連合野が第二次聴覚中枢であり，次いでウェルニッケ野が第三次聴覚中枢である．ウェルニッケ野は，感覚性言語中枢であり，聞いた声を意味のある言葉として理解する．ウェルニッケ野を経由した情報は側頭連合野に伝達される．側頭連合野は文法の理解，文章の意味理解，記憶などを行っている（図1b）．

　ウェルニッケ野における言語理解は一側の側頭葉で行われる．この言語理解を行う側の大脳半球を優位半球という．優位半球は右利きの人では左の大脳半球である．左利きの人には優位半球が左半球の者と右半球の者がいるが，どちらかの一側である．優位半球と反対側の大脳半球におけるウェルニッケ野に対応する部位には聞いた声を意味のある言葉として理解する機能はない．

わが国では医学，医療の常識に反した説明が行われ，このために誤った考えを持つ補聴器販売員が数多く存在する．1つは「右耳からの情報は主に左大脳半球に伝えられ，左耳からの情報は主に右大脳半球に伝えられる」ので「脳を十分に働かせるために両耳装用がよい」という説明である．他の1つは「補聴器を使わないとその耳の語音明瞭度が悪化する」から両耳装用がよいという説明である．医学，医療の常識に反する誤った説明を補聴器販売員が信じて，補聴器販売を利益優先で行う事態は改善されなければならない．

a 優位半球と言語機能の局在

言語中枢は一側の大脳半球に偏在し，この大脳半球を優位半球という．優位半球は，右利きの人では左の大脳半球であり，左利きの人では右大脳半球の人と左大脳半球の人がいるが，いずれか一側である．優位半球の言語中枢に病変があると失語症になる．優位半球と反対側の大脳の言語中枢に対応する部位に病巣があっても失語症にはならない．

聴覚情報による言語理解における，最初の段階である「会話音を言葉(語)として理解する」機能は優位半球のウェルニッケ野で行われている．図1に示すウェルニッケ野に病変がありその他が健常な脳の病態では，聴覚による言語理解ができない感覚性失語症になる．言語機能は複雑で高度な内容ほど高位(高次)の脳で行われ，脳全体が言語機能を担っていると考えられるが，聴覚による言語理解では，ウェルニッケ野を通じた後に高次の機能が発揮される．

b 内耳からウェルニッケ野(感覚性言語中枢)への情報伝達

言語理解のための情報については，右耳からの情報は反対側にあるウェルニッケ野に伝達される．そして，左耳からの情報は同側にあるウェルニッケ野に伝達される．ウェルニッケ野は両耳からの情報を受け取り，会話音を言葉として理解する(図2)．

突発性難聴で一側耳が高度難聴になる患者は臨床上めずらしくない．また，先天的に一側耳が高度難聴の者は1000名に1名程度存在する．いずれの者においても会話音情報は片耳からのものに制限される．しかし，知的能力に影響はなく，脳の機能の低下は全く起こらない．

「右耳からの情報は主に左大脳半球に伝えられ左耳からの情報は主に右大脳半球に伝えられる」ので「脳を十分に働かせるために両耳装用がよい」という誤った説明を難聴者に行い，利益優先の補聴器販売を行ってはならない．

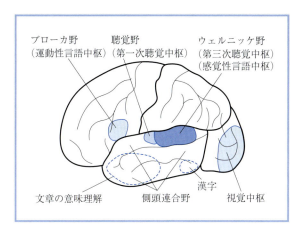

図1 ◆ 言語中枢の局在

言語中枢は一側の大脳に偏在する．ウェルニッケ野の病巣は
感覚性失語症を起こし，ブローカ野の病巣は運動性失語症を
起こす．また，漢字の意味理解は視覚からの情報による言語
理解であるが，失読は側頭葉の後下部の萎縮で起こる．

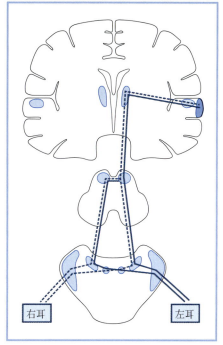

図2 ◆ 会話理解のための聴覚情報の伝達

左右それぞれの耳からの会話情報はいずれも優
位半球のウェルニッケ野に伝えられる．

c 補聴器を使用しない耳の語音明瞭度

　加齢の進行は，語音明瞭度の低下を両側の耳に引き起こす．加齢の影響は両
側の耳に起こるが，耳の脆弱性の左右差が語音明瞭度の悪化に左右差を起こす
ことは普通に認められる．ある難聴者に補聴器非使用耳の明瞭度低下がたまた
ま起きても，補聴器使用との因果関係はない．

　補聴器使用が影響すると仮定すると，ウェルニッケ野から内耳のどこかの部
位になる．ウェルニッケ野は片耳からの情報で常に活動しているので，不用性
の能力低下は起こらない．脳幹は生命の中枢であるので，出血や梗塞などの病
変があれば意識障害や高度の障害を引き起こす．内耳は機械的振動を神経興奮
に変換する感覚器であり，音を聞かないことによる内耳機能の悪化は起こらな
い．逆に，内耳では音響外傷によって内耳機能が悪化する可能性がある．

　「補聴器を使わないとその耳の語音明瞭度が悪化する」という誤った説明を難
聴者に行い，利益優先の補聴器販売を行ってはならない．

C 聴力検査（聴力測定）におけるマスキング

　補聴器を調節し適用する観点からは，純音聴力検査には良聴耳の測定が正しく行われること，および聴力に左右差がある例で非良聴耳の聴力をよりよい値に誤らないことが必要とされる．医師が行う聴力検査は疾患の診断，治療計画の立案，治療効果の評価，手術適応の判断などを目的としており，詳細かつ正確であることが求められ，目的と内容において性質が異なる．

　補聴器を片耳装用する場合は良聴耳の聴力検査が正しければよいので，マスキングの理解は必要性が低い．一方，両耳装用では非良聴耳の聴力測定が正確であることが求められる．この場合には，非良聴耳の正しい閾値を求めるためにマスキングが重要であり，正しい理解が必要である．

　聴力検査では，非良聴耳の聴力が正しく求められず，正しい閾値は測定値かそれより悪い値であり，それよりよいことはないと判断して対応する事態が起きる．また，語音聴力検査では，非良聴耳の結果について陰影聴取（交叉聴取）によって正しい値よりもよい結果が得られることを避けられない事態が起きる．補聴器適用においてはこれらの事情を理解することが求められる．

聴力検査で求める聴覚閾値は，補聴器の調節において使用されるので，正しい値であることが求められる．また，両耳補聴を目的とした両耳装用の判断には，両耳の正しい閾値測定が不可欠である．

聴力検査においては，非良聴耳を検査する場合に，検査耳に与えた検査音を良聴耳である非検査耳で聞いて（陰影聴取；交叉聴取）応答する場合があり，これを避けるためにマスキング（非検査耳の雑音による遮蔽）が行われる．

a 陰影聴取の原因と両耳間移行減衰量

気導閾値測定で用いる気導レシーバーは気導音を伝えるが，同時に頭蓋骨に直接に音を伝える骨導音も生み出す．骨導音は気導音より約 50 dB 小さいので検査耳に聞かせる検査音より 50 dB 小さい音が反対耳で聞こえる．これを陰影聴取（交叉聴取）といい，そのレベルの差を両耳間移行減衰量という（図1）．

気導受話器の両耳間移行減衰量については，日本聴覚医学会の立場として，50 dB と見なすことにしている．実際の人では周波数ごとに値は異なっており個人の間にも差があるが，臨床検査上は測定結果に問題はほとんど起きない．

骨導レシーバーは直接に頭蓋骨に音を伝える．骨導の聞き方は頭蓋骨の振動が内耳で基底板の振動に変換されるので，検査耳と非検査耳の間の差（両耳間移行減衰量）は約 5 dB 以下と少ない．骨導受話器の両耳間移行減衰量は，日本聴覚医学会の立場として，0 dB と考えることにしている（図2）．

b マスキング

一側耳（検査耳）に検査音を与えた場合に，陰影聴取によって反対耳で音が聞こえることで誤った検査結果が得られないように，反対耳（非検査耳）に雑音を聞かせて反対耳で検査音が聞こえないようにすることを，雑音で非検査耳を遮蔽する（マスキングをする）という（図3）．

マスキングを行う雑音が小さすぎると，非検査耳が十分に遮蔽されないために陰影聴取を防げない場合がある．これをマスキング不足（アンダーマスキング）という．逆に，非検査耳にマスキングのために聞かせる雑音が検査耳に骨導で伝わり，検査耳の閾値が上昇して実際より悪い結果が得られることがある．これをマスキング過剰（オーバーマスキング）という（C–3 参照）．

c 適切にマスキングを行う場合の難易度

純音聴力検査において良聴耳が正常または感音難聴の場合は，適切にマスキングを行い非良聴耳の閾値を正しく求めることは，可能かつ容易であり，その

C. 聴力検査（聴力測定）におけるマスキング

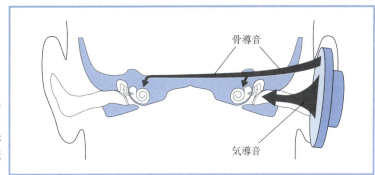

図1◆気導聴力検査における陰影聴取（交叉聴取）

気導音より 50 dB 小さい音が骨導音として両側の内耳に伝わる.

骨導音

気導音

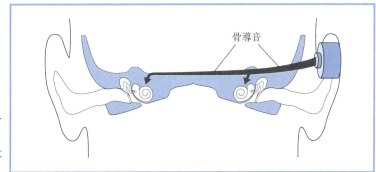

図2◆骨導聴力検査における陰影聴取（交叉聴取）

骨導では両側の内耳に同じ大きさの音が伝わる.

骨導音

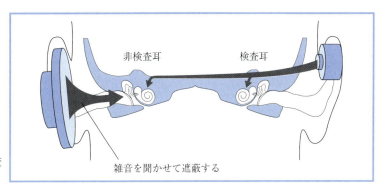

図3◆マスキングの効果

非検査耳を雑音で遮蔽し検査音が聞こえないようにする.

非検査耳　　　　　検査耳

雑音を聞かせて遮蔽する

　原理を理解することも容易である（C-2 参照）.

　純音聴力検査において良聴耳が伝音難聴または混合性難聴で気骨導差がある場合は，適切にマスキングを行うことが難しい場合がある．補聴器適合の観点からは，いたずらに正しい閾値を求める努力をすることよりも，両耳装用が適切か否かについて正しく判断することを優先するほうがよい（C-3 参照）.

　語音聴力検査におけるマスキングについては，両耳の間で聴覚閾値に左右差があると，原理的に考えて適切なマスキングを行うことはできないことが多い.

　良聴耳が感音難聴である場合のマスキングは容易である．非良聴耳の気導閾値の測定は単純であり，骨導閾値の測定もその論理は明解である．非良聴耳の気導および骨導について正しい閾値は必ず容易に求められる．

　良聴耳に気骨導差がある難聴者では，その気骨導差が 20 dB 以内であれば感音難聴とほぼ同様に考えて検査を行えばよい．

a｜感音難聴者の気導閾値測定におけるマスキング

　良聴耳が感音難聴の場合には，非良聴耳の気導閾値を求め良聴耳との左右差を検討して 45 dB 以内であれば，非良聴耳の気導閾値は正しい値である（図1）．左右差が 50 dB 以上であれば，検査音を良聴耳で陰影聴取で聞いている可能性があるので，良聴耳に閾値上 50 dB のバンドノイズを聞かせて良聴耳を遮蔽する．この状態で得られた非良聴耳の気導閾値は正しい値である（図2）．

b｜感音難聴者の骨導閾値測定におけるマスキング

　骨導では頭蓋骨の振動が内耳に伝わるため，骨導閾値の測定では必ず反対耳のマスキングが必要である（C-1 参照）．マスキングに用いるのは良聴耳の気導閾値上 50 dB のバンドノイズである．この値であれば，検査耳（非良聴耳）をマスキングして骨導閾値を上昇させることはない．こうして求めた骨導閾値の値が良聴耳の気導閾値に比べて 45 dB 以内の範囲にあればその骨導閾値は正しい閾値である（閾値は 5 dB ステップでなく連続的なので境界値は真または誤である）．骨導受話器の出力の最大値は 70 dB であり，良聴耳が 25 dB 以上の感音難聴ならば測定は終了する（図3）．

c｜良聴耳に気骨導差がある難聴者の骨導閾値測定におけるマスキング

　気骨導差がある難聴者では，マスキングに用いる雑音の基準が良聴耳の骨導閾値になる．ノイズのレベルは良聴耳の骨導閾値に 50 dB を加えたレベルにする．図4に示すように，30 dB の伝音難聴（気骨導差 20 dB）であれば，良聴耳（非検査耳）の骨導閾値より 25 dB 高い範囲の測定値は正しい閾値である．

　測定値が上記の範囲を越えていればマスキング音を増加させる．すでに検査耳の骨導閾値が良聴耳の骨導閾値より 30 dB 以上悪いことがわかっているので，検査耳を遮蔽しない範囲の雑音でマスキングを行う．具体的には，「50 dB－良聴耳の気骨導差」である 30 dB だけ雑音を大きくする．つまり，「良聴耳の骨導閾値＋50 dB」＋「50 dB－良聴耳の気骨導差」の 90 dB の雑音で良聴耳をマスキングする．こうして求めた測定値は真の骨導閾値である（図5）．

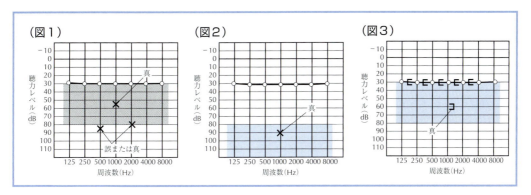

図1◆良聴耳が **30 dB** の感音難聴で非良聴耳の測定値が真の気導閾値である範囲（灰色）
図2◆閾値上 **50 dB** のマスキングで真の気導閾値が得られる範囲（青色）
図3◆閾値上 **50 dB** のマスキングで真の骨導閾値が得られる範囲（青色）

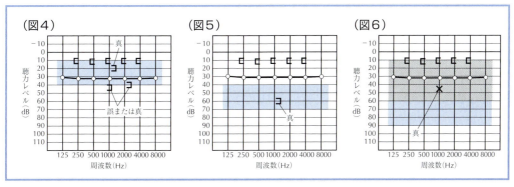

図4◆良聴耳が **30 dB** の伝音難聴（気骨導差 **20 dB**）で，**60 dB**（良聴耳の骨導閾値＋**50 dB**）のマスキングで真の骨導閾値が得られる範囲（青色）
図5◆マスキングのレベルを「**50 dB**－良聴耳の気骨導差」上げた結果，真の骨導閾値を得られる範囲（青色）
図6◆マスキングで真の気導閾値が得られる範囲
灰色はマスキングなしで真の気導閾値が得られる範囲を示す．青色は良聴耳の骨導閾値より 50 dB 大きいバンドノイズで遮蔽したときの範囲を示す．

d ｜ 良聴耳に気骨導差がある難聴者の気導閾値測定におけるマスキング

　図6に示すように，良聴耳の骨導閾値より 45 dB の範囲にあれば，その測定値は真の気導閾値である．より高い測定値が得られたら，骨導測定の場合と同じに，良聴耳の骨導閾値を基準に 50 dB のバンドノイズで非検査耳をマスキングすれば，「50 dB－良聴耳の気骨導差」の範囲で真の閾値を測定できる．さらにマスキングが必要なら，雑音のレベルを「50 dB－良聴耳の気骨導差」増加すると，「50 dB－良聴耳の気骨導差」の真の閾値を測定できる範囲が得られる．

良聴耳が気骨導差が大きい伝音難聴または混合性難聴である場合には，非良聴耳の正しい閾値を求めるためのマスキングは簡単ではない．特に，気骨導差が 25 dB 以上の場合の骨導閾値測定では困難は増加する．補聴器との関係では，片耳装用にすれば良聴耳の閾値のみが重要であり，特に問題は起こらない．

良聴耳の気骨導差が 25 dB 以上の場合には，プラトー法または類似した方法で非良聴耳の閾値測定を行う．しかし，プラトー法では良聴耳の気骨導差が 40 dB 以上になると，測定値は求められない．

a｜良聴耳が伝音難聴または混合性難聴の場合の骨導測定のマスキング

良聴耳に気骨導差がある場合のマスキングでは，最初のマスキングのレベルを「良聴耳の骨導閾値 + 50 dB」とする．そして，真の閾値を得られる範囲は「良聴耳の骨導閾値 + 50 dB」の範囲よりも 5 dB 狭くなる．真の閾値が得られない場合はマスキングのレベルを「50 dB − 良聴耳の気骨導差」の間隔で増加させる．このマスキングによって，新しく真の閾値を求められる範囲が「50 dB − 良聴耳の気骨導差」の範囲でレベルが高いほうに移動する．

得られた測定値が正しいかに疑問がある場合には，確認するためにマスキングのレベルを 10 dB 変化させて測定値が変化しない場合に正しい測定値とする方法がある．なお，この確認法は良聴耳が感音難聴の場合は不要である．

b｜プラトー法

プラトー法とは，非検査耳に聞かせるマスキングの量について，ある大きさとそれよりも 15 dB 大きいレベルで与えた場合に，検査耳の測定値が同じかまたは 5 dB の差であれば，その値を正しい測定値とする方法である．プラトー法の利点は，マスキング量と真の閾値が得られる範囲の関係を考えなくてもよいことで，良聴耳の気骨導差が 25 dB を越える場合に採用すると便利な方法である．

ただし，図1に示すように，気骨導差が 40 dB になるとプラトーの幅は 10 dB となり，プラトー法では正しい値が得られない場合が起こる．

プラトー法についてはもっとも正しい検査法であるとか，もっとも基本の検査法であるという誤解がある．良聴耳が感音難聴であったり，良聴耳の気骨導差が小さい場合にプラトー法を用いるのは適切でなく，難聴者は疲労する．

c｜一側の聴力しか求められない例

良聴耳に 50 dB の最大の気骨導差がある場合には，反対側の非良聴耳が聾で

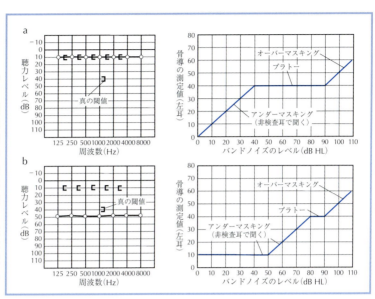

図1◆マスキングのレベルと測定値の関係

a：左のオージオグラムの例でマスキングのレベルを段階的に上げると，測定値は真の値を示すプラトーの部分で変化しない状態が続く．聴力検査のプラトー法ではこの現象を利用している．

b：プラトーは気骨導差が大きくなるほど幅が短くなる．気骨導差が40 dBになるとプラトー法による測定が困難になる．

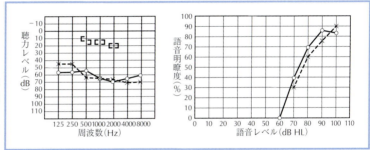

図2◆良聴耳の気骨導差が50 dBと大きく反対側の聴力が高度難聴の場合の例

左右の聴力測定の結果はほぼ同じになる．

あっても左右が同じ聴力検査の結果となる．語音明瞭度検査でも同様な結果となる．このような例に聴力改善手術を行うと，高度難聴側の耳なら無効な手術になり，聞こえる側の耳なら唯一聴耳の手術となりリスクが高い．補聴器の両耳装用をすすめると，聞こえない耳に補聴使用をすすめることになる（筆者には1例の経験がある）．

d 良聴耳の気骨導差が大きい例の補聴器適用

　補聴器適用の観点からは良聴耳の気骨導差が大きい難聴者については，良聴耳の片耳装用とすれば問題は起こらない．両耳装用を考える場合には，非良聴耳の正しい閾値を求められない場合が少なくないので，オージオグラムからの判断は慎重に行うべきである．

　雑音下の会話理解が難聴者によって難しい課題であることはよく知られている．しかし，難聴者の語音明瞭度検査を雑音負荷下で行った日本語におけるデータはほとんど認められない．

　感音難聴者の語音明瞭度曲線が雑音負荷下でどのようになるかは，明瞭度指数を考慮していくつかの仮定をおけば論理的に推論することができる．そして，語音聴力検査におけるマスキングの効果を予測する参考になる．

a 検査用語音のレベルと語音情報の分布

　会話音のレベルは一般に，時間平均音圧レベルで表される．会話音は常にレベルが変動するので，一定の時間そのレベルを測定して平均値を求め，その値をもって語音のレベルとする．

　図1では50 dB HL の検査語音情報の分布をオージオグラム上に示している．図1a に示した語音情報の範囲には，語音弁別のための情報は200 Hz から6000 Hz の周波数帯にすべて含まれ，レベルはピークから30 dB の範囲に含まれるという明瞭度指数の検討結果を採用している（N-4 参照）．

b 語音聴力検査の SN 比

　オージオメータに備えられているスピーチノイズは dB HL でそのレベルが表示され，ヘッドホンから出力されるようになっている（リオン社資料）．語音聴力検査を雑音負荷下で行う場合の SN 比は，当然のこととして検査語音のレベルとスピーチノイズのレベルの比で示すことになる．

c 雑音下の明瞭度検査における SN 比

　図1に SN 比と聴取できる語音情報の関係を模式的に示す．語音の情報は語音のレベルに比べて＋10 dB から－20 dB の範囲に含まれているので，SN 比＋20 dB の条件では語音情報はほぼ全く遮蔽されない（図1b）．SN 比が0 dB の場合には，語音情報の約3分の1を聞くことができる（図1d）．すべての語音情報を完全に雑音で遮蔽するには，語音のピークが聞こえないようにすることが必要で，SN 比は－10 dB となる（N-1 参照）．

d SN 比と語音明瞭度の関係

　感音難聴者では語音弁別のための情報をすべて聞くことができる場合に最高語音明瞭度を示すことに疑いはない．ここで仮定として，聞き取れる語音情報の量と得られる語音明瞭度に比例関係があるとすると，SN 比と語音明瞭度の

C．聴力検査（聴力測定）におけるマスキング

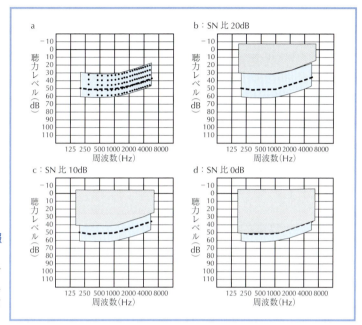

図1 ◆ 語音レベルと語音情報の分布および SN 比

左上 a に 50 dB HL の語音における語音情報の分布を示した．スピーチノイズ負荷下で聴取できる語音情報をその他に示す．

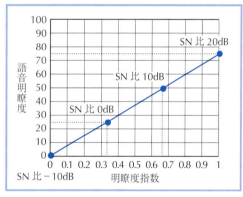

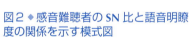

図2 ◆ 感音難聴者の SN 比と語音明瞭度の関係を示す模式図

最高語音明瞭度 75 ％の感音難聴者では SN 比 10 dB で語音明瞭度は 50 ％程度となる．

関係は図2に示すようになる．おそらく，感音難聴で実際に聴取実験を行えばやや異なった明瞭度の値になると推測できるが，概略は図に示すようであろう．

e｜語音聴力検査のマスキングとの関係

　聴力検査では非良聴耳の検査を行う場合に良聴耳で検査音を聞いて応答することを避けるために良聴耳にマスキングを行う．この場合に非良聴耳に与えた音が何 dB 小さい音として良聴耳に聞こえるかの差を両耳間移行減衰量という．検査音が語音の場合の両耳間移行減衰量は純音に比べて 10 dB 小さい．

　語音聴力検査は気導受話器を用いて行う検査である．そして，気導聴力検査と同様に陰影聴取は起こるので，マスキングが必要と考えられる状態がある．

　語音聴力検査のマスキングでは，「良聴耳を平均聴力レベル＋30 dB」のスピーチノイズでマスキングするという説明が行われることがあるが，このとおりに行うことには危険な場合がある．

　語音聴力検査におけるマスキングでは，検査中に一定のマスキング音を継続して与えることは正しくない．検査語音のレベルが高い場合で，陰影聴取が起こり正しい検査結果を得られない場合に限って，合理的で妥当なマスキングを行う態度が求められる．

a｜語音聴力検査におけるマスキング雑音の特徴

　語音聴力検査のマスキングはスピーチノイズが使われることが一般的である．そして，スピーチノイズは dB HL 単位でオージオメータから出力することができる．

　スピーチノイズは広帯域雑音であるため，周波数ごとにみた純音をマスキングする効果は少ない．一方，広帯域雑音であるためにスピーチノイズのラウドネスは大きい．オージオメータから出力できる 100 dB HL のスピーチノイズは 123 dB SPL であるので，検査に使用すると，一過性閾値上昇を起こす危険がある．

　マスキングに用いるスピーチノイズのレベルを 80 dB HL（103 dB SPL）程度にすれば安全であるが，良聴耳を遮蔽する効果は小さく陰影聴取が起きやすい．

b｜語音聴力検査における検査音の特徴

　語音は広帯域の音であり 200 Hz から 6000 Hz までと語音の周波数分布は広い．また，レベルの変動幅が大きい．語音には 10 dB 強のピークがあるので，気導聴力検査における 50 dB の両耳間移行減衰量は，語音のピークに着目すると 40 dB になる（C-4 参照）．さらに，検査では語音明瞭度曲線を求めるので，閾値上 40 dB 以上までの検査を行うことになる．つまり，非良聴耳に検査音を与えた場合に良聴耳側で聞く陰影聴取が起きる可能性はきわめて高い．

c｜語音聴力検査における検査法の特徴

　語音聴力検査は気導受話器で行う気導の検査であるため，骨導聴力検査に比べて陰影聴取が起きにくいが，閾値上 40 dB 以上までの検査語音を聞かせるので，検査音の大きさの点で陰影聴取が起きやすい．また上述のように，スピー

C．聴力検査（聴力測定）におけるマスキング

図1◆検査耳に与える検査語音のレベルに対応した，良聴耳（非検査耳）へのマスキング量

非検査耳（良聴耳）の骨導閾値（平均聴力レベル）と検査語音のレベルから，非検査耳への陰影聴取の量を求める．その陰影聴取を遮蔽するのに必要なマスキング音（スピーチノイズ）を非検査耳に与える．検査語音のレベルが増加するとマスキング量も増加する．

星印はマスキングしない場合に得られる検査値を示す．

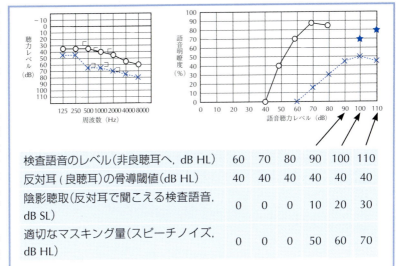

検査語音のレベル（非良聴耳へ，dB HL）	60	70	80	90	100	110
反対耳（良聴耳）の骨導閾値（dB HL）	40	40	40	40	40	40
陰影聴取（反対耳で聞こえる検査語音，dB SL）	0	0	0	10	20	30
適切なマスキング量（スピーチノイズ，dB HL）	0	0	0	50	60	70

チノイズが広帯域雑音であるために強大音なのでレベルを上げにくいという困難がある．

d｜語音聴力検査におけるマスキング

　語音聴力検査におけるマスキングは，非良聴耳の検査時に良聴耳にマスキング音を聞かせるが，検査中に一定のマスキング音を聞かせることは正しくない．逆に，マスキングが必要な場合に限り必要かつ十分なマスキングを行うことが求められる．

　具体的には，非良聴耳にレベルが高い検査語音を聞かせる場合に，反対耳の良聴耳で聞こえる陰影聴取される検査語音の自覚閾値上の値を求め，その陰影聴取された語音がちょうど聞き取れない必要かつ十分なレベルのマスキング音を良聴耳に与えるのが良い（図1）．

　ただし，良聴耳の平均聴力が60 dB以上であれば，マスキングに用いるスピーチノイズは90 dB HL（113 dB SPL）以上となり，雑音がうるさすぎて実行が難しくなる．また，良聴耳に小さくない気骨導差があれば適切にマスキングを行うことは不可能な場合がある（C-2，C-3参照）．

D 補聴器調整の基本的事項

　本章では補聴器を使用する場合にもっとも基本的な考慮事項を記している. その1つはハウリングとその対策としてのイヤモールドであり, 他の1つは補聴器使用によって耳介と外耳道の集音および共鳴効果が失われることである.

　イヤモールド作成のための耳型採型については本章ではD-2に正しい手順(手技)について記している. また, 耳型採型に伴う事故(医療事故に類似する)は重大な事項であるのでE章において詳述する. E章を理解することで, 本章のD-2の手技をより安全に行うことができる.

　耳介と外耳道の生理的機能が補聴器使用によって失われることについては, 補聴器の効果を判断することをより正確に行うために必要な知識である. なお, この知識については, H章およびI章を記述する際に考慮に入れて記載している.

　ハウリングは補聴器使用上の大きな問題であり，また，補聴器製造上の問題でもある．ハウリングの防止は効果の点でも不快感の除去の点でも重要である．

a｜ハウリング発生の機序

　補聴器で増幅された音は，耳せんが完全に外耳道を密閉していないと外界側に音漏れを起こす．この漏れた音が大きなレベルで補聴器のマイクロホンに到達すると，補聴器でさらに増幅され，音が外界側に漏れる循環が起こりピーピー音が発生する．これがハウリングである（図1，図2）．ハウリングの周波数は，最大出力音圧レベル周波数レスポンスのピーク周波数に一致する．

b｜補聴器の種類とハウリング

　補聴器の種類によってハウリングが起こる利得および最大出力は異なる．耳あな型補聴器ではイヤホンとマイクロホンが近いことからもっとも起こりやすく，耳掛型補聴器がこれに次ぎ，ポケット型補聴器でもっとも起こりにくい．

　ハウリングを起こす音響利得のおおよその値は，次のとおりである．既製の耳あな型補聴器で20 dB，カスタム補聴器で35 dB，耳掛型補聴器に既製の耳せんを利用すると40 dB，イヤモールドを作製すると60 dB 程度の増幅でハウリングが起こる．

　難聴程度によって必要な利得が決まるが，必要な利得とハウリングを考慮することから補聴器の形が決定される．

c｜ハウリングを防ぐ方法

　ハウリングを防ぐには，外耳道の閉鎖状態を強くし音漏れを少なくする，補聴器の最大出力を低くする，補聴器の利得を小さくする，などの対策がある．このうち，補聴器の利得を小さくする方法は，補聴器の基本的機能の音の増幅が不十分になるので，補聴器の効果が得られない問題がある．

　ハウリング予防のためには，イヤモールド（個人の耳に合わせて作製した耳せん）を作製することが有効である（D-2 参照）．密閉度を高めるためには，外耳道の奥まで到達するものとし，耳珠軟骨や対耳輪軟骨でおさえる．イヤモールドに開くベント孔（空気の通路となる小孔）を小さくすることも有効である．また，デジタル補聴器のハウリング・コントロールも有効である（F-6 参照）．

　最大出力音圧レベルを低くすることもハウリングの制御には有効である．この方法を採用する場合は，補聴効果が損なわれてないことを確認しなければならない（J-3，J-8 参照）．

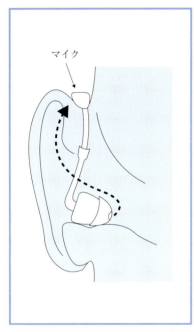
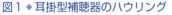

図1◆耳掛型補聴器のハウリング

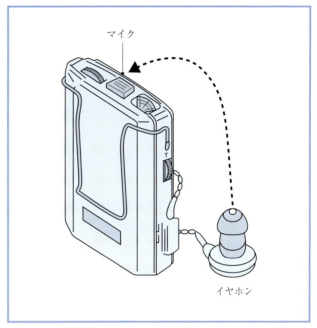

図2◆ポケット型補聴器のハウリング

d │ 使用中にハウリングが起こる状態

　食事や会話時にハウリングは起こりやすい，顎を動かすと外耳道が変形する．このため安静時には起こらない音漏れが生じ，ハウリングが起こりやすくなる．

　補聴器をはずす場合もハウリングが起こりやすい．

　補聴器に手を近づけると外耳道から漏れた音が手で反射され，マイクロホンの位置の音圧が高くなり，ハウリングが発生する．補聴器をつけた耳を壁に近づけるとハウリングが起こる場合も同様な機序によっている．

　このような一時的に起こるハウリングにはデジタル補聴器のハウリング・コントロールが有効なことがある（F-6 参照）．

　個人の外耳の形に合わせて合成樹脂で作製した耳せんをイヤモールドという．イヤモールドの効果は，ハウリングを起こりにくくすること，補聴器がはずれにくくすること，補聴器の音響的特性を安定させることである．

　イヤモールド作成やカスタム補聴器作成のためにイヤモールドの原型として耳型採型が必要である．外耳道と鼓膜が正常な難聴者では認定補聴器技能者が耳型採型を行う（P-6参照）．

　耳鼻咽喉科で耳の疾患について治療を受けたことのある難聴者では，その病名が何であっても耳型採型に耳鼻咽喉科医が関与しなければならない．

a 外耳道，鼓膜が正常な耳の耳型採型の手順と注意点

　耳型採型の手順と注意点は以下のとおりである．

1. 難聴者に耳型採型の目的と手順を説明し承諾を受ける．注意点は痛みがあればすぐに知らせるよう依頼することである．

2. 外耳道を観察し耳垢が耳型採型の邪魔にならないかを観察する．注意点として，耳垢が多い場合には耳鼻咽喉科医の診察を受け耳垢を除去してもらうように難聴者に説明する．補聴器販売員が耳垢除去を行うことには危険がある．

3. 綿球またはスポンジに糸を付けたイヤブロックを，印象剤が奥に入りすぎることを防ぐ目的で外耳道に入れる．ブロックの位置は軟骨部外耳道と骨部外耳道の境界付近である（図1）．

　重要な注意点が2つある．1つは，ブロックの大きさが外耳道に軽く圧を加える程度に大きいことである．他の1つはブロックの位置について最大径の部分が軟骨部外耳道に留まるようにすることである．骨部外耳道に強い圧を加えてはならない．軽くても痛みがあればブロックの位置が深すぎることを示している（E-3図1，図2参照）．

4. 印象剤の主剤と硬化剤を混合しシリンジに詰める．硬化剤の比率が高いと早く硬化したり，外耳道内に原型の一部が残る原因となる．5分程度で適切な硬さになる状態を筆者は好んでいる．

5. 外耳道に印象剤を充填する．シリンジとイヤブロックの間に空気が残らないように，また，印象剤の間隙に空気が入らないよう，まずシリンジ先端を外耳道内に入れて印象剤に埋まる状態で注入し，シリンジ先端を徐々に外側に移動させて行う（E-3図3参照）．

　重要な注意点はブロックが奥に変位しないように，ブロックに付いた糸をしっかりと把持することである．

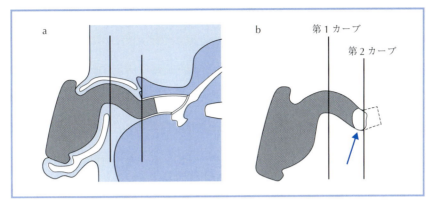

図1 ◆ 印象剤の形態とブロックの正しい位置
a：耳の水平断の図（上方が前で下方が後）で，耳型を灰色で示す．
b：耳型採型の正しいブロックの位置を矢印で示す．ブロックの最大径は軟骨部外耳道に留める．

6. 硬化した印象剤を取り出す．硬化したことは，印象剤を爪で軽く押し爪痕が残らない状態になっていることで確認する．注意点として印象剤を取り出すとき外耳道に強い陰圧がかからないようにする．耳介を後上方に軽く引き，耳型を前下方向に引き出すと安全かつ確実に行える（E-4 **図3**参照）．

b｜術後耳の耳型採型

　術後耳の耳型採型は病的な耳に対する処置であり耳鼻咽喉科医が行わなければならない．術後耳の正常耳に比べた違いを記す．

1. 乳突洞が大きく拡大している例におけるブロックの留置

　骨部と軟骨部の境界で軟骨部外耳道の位置に大きいブロックを置く．このブロックが動かないように，鼓膜側に綿球などを置いて，固定する．次いで，外耳道に相当する部位に別のブロックを留置する．最後に外耳道後壁にあたる部位が陥凹していれば，ガーゼまたは綿花で形を作る．軟膏を付けた綿花は操作が容易である（E-4 **図1**参照）．

2. 外耳道保存型手術または再建型手術におけるブロックの留置

　外耳口のすぐ内側に何らかの陥凹があることが常態である．手術が耳後法であれ，耳前法であれ，耳内法であれ，この部の変形はほとんど常に認められる．その部を軟膏を付けた綿花を置いて整形する．

3. 印象剤の摘出

　印象剤摘出（抜去）の時期を適切にすることが有効である．硬化が進行しすぎる前の弾力がある時点で耳型を抜去する．前述したように，抜去の方向を前方かつやや下方に回転させて行うことが重要である．

挿入利得は補聴器使用時の補聴器による周波数ごとの音の利得を示す．挿入利得測定装置を用いて求め，鼓膜面音圧を測定し，比較することを原理としている．補聴器使用時の聴力改善の値をもっとも正確に測定する方法である．この方法で測定すれば，ヒトの耳と補聴器測定用の擬似耳の差だけでなく，それぞれの個人の外耳および中耳の形，それぞれの補聴器のマイクロホンの位置，などの差をすべて含めた特性を求めることができる．

挿入利得測定装置の問題点は，特に小さい耳あな型補聴器では，鼓膜面音圧測定のためのプローブ・チューブの固定が容易ではないことである．

a | 裸耳利得(オープンイヤ・ゲイン)

ヒトの外耳は音を大きくする機能がある．外耳道の共鳴で音が大きくなる．また，耳介の広い面積で受けた音が，狭い外耳道に集められることで音が大きくなる．たとえば軽度難聴の患者が手を耳にかざすことで音をよく聞くことは，集音機能を強めている．これらの外耳の機能による音の増幅を裸耳利得(オープンイヤ・ゲイン)という(図1a)．

オープンイヤ・ゲインは2500 Hzから3500 Hzの範囲で最大となり，10 dBから20 dBの増幅がある．耳介と外耳道の形は人によって異なるので，個人によって周波数，増幅の大きさは異なっている．

補聴器を使用する場合は音はマイクロホンに入り，耳介と外耳道から鼓膜に音が伝わることはないので，オープンイヤ・ゲインは失われる．

b | 装用利得(インサイチュ・ゲイン)

補聴器を使用した場合の音場と鼓膜面音圧の差を装用利得という．外界の音がそれぞれの周波数で増幅され，どのような利得になっているかを示す(図1b)．

c | 実耳挿入利得(インサーション・ゲイン)

インサイチュ・ゲインからオープンイヤ・ゲインを引いた値を実耳挿入利得という．実耳挿入利得は実際に補聴器を使用することで得られる音の増幅すなわち聴力改善の程度を示す(図1c)．

d | 実耳挿入利得測定の問題点

わが国では，実耳挿入利得を測定することは普及していない．外耳道にプローブ・チューブを固定して測定することが耳の痛みを伴うこと，プローブ・チューブの位置がずれると測定誤差が起こること，などが原因である．

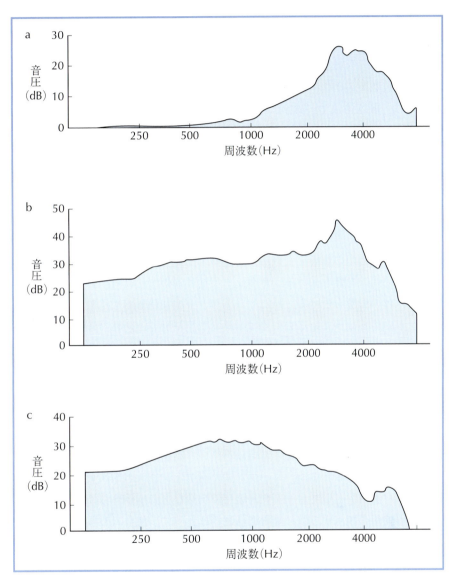

図1 ◆ 実耳挿入利得
a：裸耳利得（オープンイヤ・ゲイン）．b：装用利得（インサイチュ・ゲイン）．c：実耳挿入利得
（インサーション・ゲイン）．

　実耳挿入利得を測定すれば正確に周波数ごとの利得を測定できるが，補聴器
でどのような周波数別の利得を実現すると，もっともよくフィッティングでき
るかがわかっていない．この問題の解答が得られるようになれば，実耳挿入利
得の測定が普及することになる．

D-4 音源の方向と補聴器の形の特徴

　補聴器を使用した状態の聴力改善は，耳介，頭，体，衣類などの影響を受ける．音は物体があると反射や吸収が起こり，補聴器のマイクロホンに入力する音は，これらの影響を受けて変化している．補聴器による差は，入射角を変化させた周波数レスポンスを求めたり，周波数ごとの全方向からの入力時の利得を測定し，前方(0度)からの値を基準として示すポーラーパターンで理解することができる(図1)．

　標準的な人体模型(マネキン)を用いて測定すれば一般的な値を求めることができる．人体模型の鼓膜の位置に密閉型擬似耳を置き測定する．

a 補聴器の種類によるポーラーパターンの差

　補聴器の種類の差は，補聴器のマイクロホンの位置の差である．耳あな型補聴器は，耳介と頭の影響を受ける．耳掛型補聴器のマイクロホンは耳介の上方にあるため頭の影響を受ける．ポケット型補聴器のマイクロホンは本体にある場合には体の影響を受ける．ただし，ポケット型補聴器でもイヤホンとマイクロホンが一体となっているものでは，耳あな型補聴器と同様に耳介と頭の影響を受ける．

b 耳あな型補聴器の特徴

　耳あな型補聴器ではマイクロホンが外耳孔に近いので，耳介の集音効果で補聴器使用耳の前方45度からの音をもっともよく増幅する．2000 Hzと4000 Hzでは，反対耳の後方からの音の増幅は小さい．高周波数帯については耳掛型に比べて指向性がある．また，オープンイヤ・ゲインレスポンスすなわち裸耳のポーラーパターンと似ており，両耳装用で自然な方向感が得られる．

　補聴器使用の観点からは，耳掛型補聴器に比べて，使用耳の方向からの音が聞きやすい利点といえるが，片耳装用の場合には反対方向からの音が聞きにくい欠点と考えることもできる．

c 耳掛型補聴器の特徴

　耳掛型補聴器のマイクロホンは耳介の上方にあるので，耳あな型に比べて全方向からの音が聞こえる．この特徴は，どの方向から話しかけられても気がつくという点で長所であり，前からの音だけを聞きたいときには欠点となる．

　ただし，補聴器使用耳の側方(90度)からの音がもっとも大きく増幅され，高周波数帯では，反対耳側の増幅が小さくなり，語音弁別の情報が少なくなる．

d | ポケット型補聴器の特徴

ポケット型補聴器でマイクロホンが本体にある場合には，胸ポケットに入れて使用すると音が身体にあたり反射するため，500 Hz から 4000 Hz までの広い周波数帯で，後方からの音に比べて増幅が 10 dB 以上大きくなる．

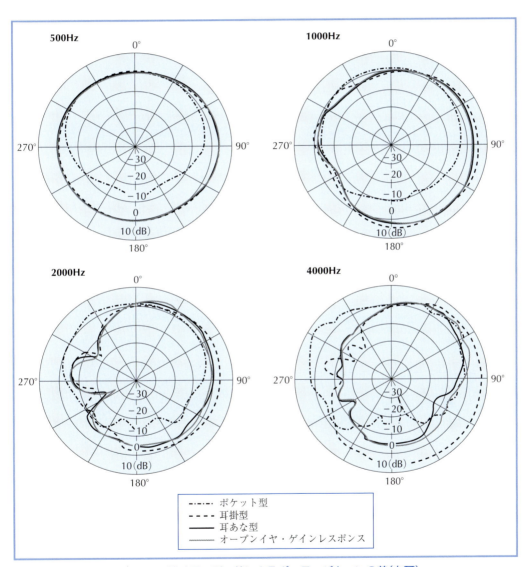

図1 ◆ オープンイヤ・ゲインと補聴器の型の差によるポーラーパターンの差（右耳）

右耳で，いろいろな方向（全方向）からの音がどのような大きさで聞こえるかを示す．前方正面（0 度）からあるレベルの音を与え，その場合に聞こえる音の大きさを基準（0 dB）として，他の方向から同じレベルの音を与えた場合に，より大きく聞こえれば外側にふくらみ，より小さく聞こえれば中心側にへこむ．

E 耳型採型の副損傷と予防

耳型採型はわが国では多くが補聴器販売店で行われており，その数は1年間に20万個を越えている．耳型採型は補聴器フィッティングに欠かせない事項であり，副損傷を引き起こす事故は避けなければならない．ところが，現状では，11年間に起きた副損傷の調査では，耳鼻咽喉科医師による診断，治療を必要とする副損傷が1年あたり40件発生している．その実態をE-1に記している．

本章では，副損傷が発生する機序について詳細に記す．E-3には外耳出血と外耳炎について発生する機序と予防のための注意点を記している．E-4には耳内異物と鼓膜穿孔について発生する機序と予防のための注意点を記している．E-2に記した外耳道，鼓膜の構造を正しく理解し，実際に起きている副損傷とその機序を理解することで，副損傷を起こさない安全な耳型採型を行うことができる．

耳型採型の適切な手順と注意点はD-2に記している．本章を理解することでD-2の手順と注意点が重要かつ妥当であることの理解を深めることができる．

E-1◆耳型採型の副損傷
E-2◆外耳道，鼓膜の構造と機能
E-3◆外耳出血および外耳炎を起こさない耳型採型
E-4◆耳内異物および鼓膜穿孔を起こさない耳型採型

　全国の医療施設を対象とした耳型採型の副損傷に関する調査が行われ，日本耳鼻咽喉科学会の学術誌に研究論文として掲載された（日耳鼻 118：1058-1067，2015）．11 年間の治療を必要とした副損傷を検討しており，現状の改善を求める内容である．耳型採型の手技を確認し教育を十分に行い，補聴器販売店での正常耳の耳型採型は認定補聴器技能者だけが行い，術後耳は耳鼻咽喉科医が行うよう，制度について現状を改善する時期である（P-6 参照）．

a ｜ アンケート調査の対象と回収率

　アンケートの対象は耳鼻咽喉科の医療機関であり，大学病院および基幹病院728 施設，補聴器相談医所属の診療所 2529 施設の計 3257 施設である．副損傷の診療を行う可能性がある全国の医療機関を網羅している．

　回答は 2050 施設から寄せられ回収率は 62.9 ％であり，副損傷を経験した施設は 301 施設であった．副損傷を経験しない施設には回答しない傾向があると思われるので，実際に起きた耳型採型における副損傷の多くを調べた調査になっている．

b ｜ 耳型採型の副損傷の傷病名と症例数

　平成 12 年（2000 年）からの 11 年間に起きた副損傷の総件数は 460 例で，1 年あたりの平均は 40 例であった．毎月平均で 3 例強の症例で耳鼻咽喉科医が診察，治療を行わなければならない副損傷が起きていた．全身麻酔下で治療しなければならない重篤な副損傷は 11 年間で 32 例であった．

　傷病名と症例数については図 1 に示すようで，離脱困難は 128 例，残留異物は 162 例（耳内異物としてまとめると 298 例）が起きていた．外耳出血・外耳道炎は 146 例であった．無視できない副損傷として鼓膜穿孔が 18 例であった．

c ｜ 副損傷の発生場所と耳型採型担当者

　副損傷の発生場所は表 1 に示すとおりで，補聴器販売店が 74 ％，医療施設が 14 ％であり，その他には出張販売，眼鏡店，講習会，更生相談所，教育施設などが発生場所として認められた．

　耳型採型担当者については，追加の第 2 次アンケートの結果で補聴器販売店の従業員が 65 ％，耳鼻咽喉科医が 10 ％，言語聴覚士が 2 ％であった．その他は第 2 次アンケートに回答がなかった者，または不明な者である．

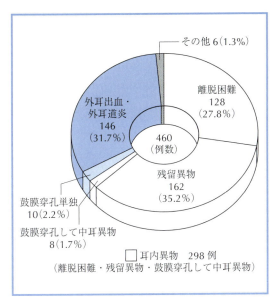

図1◆副損傷の傷病名と症例数

耳内異物と外耳出血・外耳道炎が多数を占めている.
〔杉内智子, 小寺一興ほか：補聴器の耳型採型における副損傷.
日耳鼻, 118：1058-1067, 2015〕

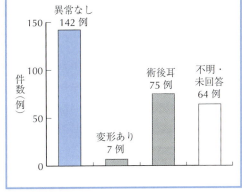

図2◆術後耳と耳内異物の関係

外耳道・鼓膜が正常な耳と術後耳の頻度は200対1
程度であるが, 術後耳の耳内異物の数が多い.

表1◆副損傷の発生場所

発生場所	発生件数
補聴器販売店	342 例(74.3 %)
自己の医療施設	67 例(14.6 %)
その他	51 例(11.1 %)

その他とは, 他の医療施設, 出張販売, 眼鏡店, 講習会, 更
生相談所, 教育施設などである.

d ┃ 術後耳と耳内異物の関係

　図2に正常耳と術後耳における耳内異物の症例数を示す．症例数の比は正常
耳2に対して術後耳1となっている．わが国における耳手術の件数と人口から
概算すると, 耳手術を受けた人は200人から300人に1人程度である．耳型採
型で耳内異物が発生するリスクは術後耳で100倍以上に大きい.

　耳型採型を安全かつ適切に行うためには，外耳道と鼓膜の形態と特徴を正しく理解することが求められる．認定補聴器技能者は外耳道，鼓膜が正常な耳の耳型採型を行っているが，手技を正しく安全なものにするためにもまた，補聴器相談医から受ける指導を正しく理解するためにも，外耳道と鼓膜の構造，機能に関する知識が必要である．

a 軟骨部外耳道

　軟骨部外耳道には皮膚と皮下組織があり，その下は軟骨または軟部組織である．軟骨部外耳道には皮脂腺や耳毛があり，皮膚の色は外耳口の皮膚と同様である．軟骨部外耳道にやや硬い器具が触れても痛覚が生じないことで，骨部外耳道と異なっている．耳型採型の手技では，強い圧を加える範囲を軟骨部外耳道までに留めれば安全である．

　軟骨部外耳道の方向は，上下では鼓膜と外耳口を結ぶ線に比べて上方を向いており（図1），前後では後方を向いている（図2）．外耳口から見て奥に見えるのは骨部外耳道の後上方の部位である．軟骨部外耳道の長さは，外耳口の位置の決め方で差が出るが，1 cm から 2 cm 程度である．男で長く女で短い．

b 骨部外耳道

　骨部外耳道の皮膚と皮下組織は薄く，その下は硬い骨組織である．診察用顕微鏡で観察すると，正常な骨部外耳道の皮膚の色はピンク色をしており，細い血管が全体で観察できる．骨部外耳道に硬い器具が触れると皮膚と薄い皮下組織が骨に押しつけられ痛みを感じる．軽い圧力を加えると，例えばスポンジのブロックを置いてそれが大き過ぎて周囲に圧を加えると，皮膚と皮下組織が圧迫されて充血する．ブロック挿入時の圧が強いと皮下出血が起こる．

　骨部外耳道と鼓膜の角度は傾いており，鼓膜は前下方がより奥にある．骨部外耳道の長さは 1 cm から 1.5 cm 程度で，上壁で短く下壁で長く（図1），前壁で長く後壁で短く（図2），男で長く女で短い．

c 鼓 膜

　鼓膜は円に近い楕円形で，上下が前後に比べてわずかに長く，長径は約 1 cm である．外耳道側は上皮層であり扁平上皮と皮下組織である．鼓膜中間層にあたる鼓膜固有層は線維組織が多い強い組織である．中耳側は粘膜と粘膜下組織である．鼓膜の強さは中間層によっている．耳型採型時の印象剤注入による陽圧と，耳型抜去時の陰圧に対する抵抗力は，中間層が担っている．

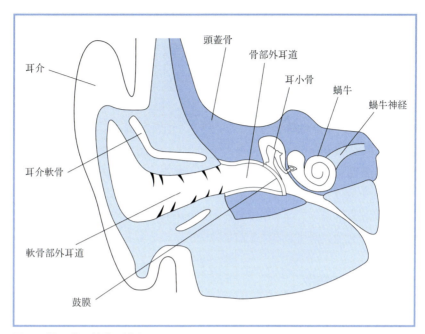

図1 ◆ 外耳道と鼓膜の構造

前頭断（額に並行な断面）を示す．図の上方が上で下方が下である．

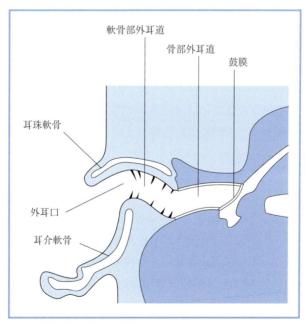

図2 ◆ 外耳道と鼓膜の構造

水平断を示す．図の上方が前で下方が後ろである．

耳型採型において外耳出血および外耳炎が発症する理由を述べ注意点を記す.

a 外耳出血発症の機序

外耳出血は骨部外耳道の皮膚を裂くことで発症する. 印象剤が骨部外耳道に達していて, それが硬化すると, 耳型抜去時に外耳道皮膚を裂いてしまう. 骨部外耳道は薄く, 直下は薄い骨であるので, 硬化した耳型が圧を加えると皮膚が裂ける. このような場合には, 痛みが起きるので耳型を動かせなくなり, 結果的に抜去困難による耳内異物になることもある.

外耳出血を避けるためには, 印象剤がブロックと外耳道の隙間に入らないように, 完全に外耳道をブロックできる大きさのものを使うことで予防する. また, 印象剤が完全に硬化する少し前に抜去することも有効である(図1).

b 外耳炎発症の機序

外耳炎は, 骨部外耳道にブロックによる圧迫が強く加わると発症する. ブロックが柔らかいスポンジ状のものであっても圧が加わった外耳道部は充血し, さらに圧が強ければ外耳炎になる. ブロックが綿球の場合は弾力が低いので, 強く奥に入れれば外耳道に与える刺激は大きい.

外耳炎を避けるためには, ブロックの最大の部位が軟骨部外耳道に留まるようにして, 骨部外耳道には強く触れない範囲に留めるほうがよい. 耳型採型のブロックは骨部外耳道と軟骨部外耳道の境界に入れると表現されることが多いが, 骨部外耳道を強く圧迫してはならない(図2).

印象剤注入時にブロックについた糸をしっかり把持して奥に移動しないように注意する. ブロックを正しい位置に置いても, 印象剤注入時にブロックが奥に変位すれば, ブロックを奥に入れた場合と同じことになる(図3).

c 耳 垢

鼓膜表面の耳垢と骨部外耳道の耳垢はその場所に留まらない. この部位の耳垢は, 生理的に軟骨部外耳道の方向に移動して, 軟骨部外耳道に貯留する. ただし, たまった耳垢の奥側は骨部外耳道にある.

奥から運ばれる耳垢が貯留する耳垢を外側に押し出すので, 耳垢全体は外耳口側に移動する. 日常生活では外耳口付近の耳垢を自身が除去すれば, 耳垢栓塞を起こすことはない. しかし, もっとも奥は軟骨部外耳道と骨部外耳道の境界にある. 耳垢を完全に除去するための耳垢除去では骨部外耳道に器具が触れる可能性があり, 外耳炎の原因になるので, 耳鼻咽喉科専門医が行うべきである.

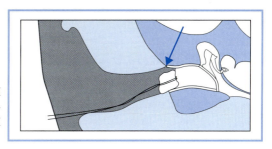

図1 ◆ 外耳道出血の原因

印象剤が骨部外耳道に達すると，抜去時に骨部外耳道
の皮膚を裂くことがある．ブロックは完全に軟骨部外
耳道を閉鎖できる大きさにする．矢印は軟骨部外耳道
と骨部外耳道の境界を示す．

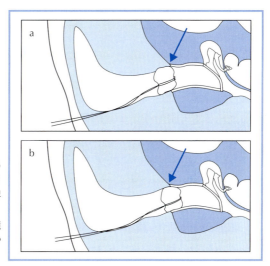

図2 ◆ ブロックの正しい位置

a：ブロックの最大径の部位は軟骨部外耳道に留まる
　　ようにして，骨部外耳道に強く圧を加えないよう
　　にする．矢印は軟骨部外耳道と骨部外耳道の境界
　　を示す．
b：ブロックの中央が軟骨部外耳道と骨部外耳道の境
　　界に達した状態．骨部外耳道に力が働き外耳炎や
　　皮下出血の原因となる．

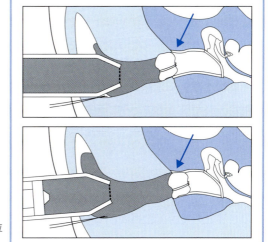

図3 ◆ 印象剤注入時のブロックの変位

印象剤注入時にブロックの糸をしっかり把持して変位
を起こさないようにする．

耳型採型において耳内異物および鼓膜穿孔を起こす理由を述べ注意点を記す.

a 印象剤抜去困難および印象剤の外耳道内異物の発症機序

印象剤抜去困難の原因には2つの事項が考えられる. 1つは外耳道の変形であり, 他は抜去を試みるときに痛みが生じることである.

外耳道の変形は, 慢性中耳炎の術後耳で認められる. 鼓室形成術や鼓膜形成術では骨部外耳道の外側の骨を削る手術手技が行われる. 骨を全く削らない手術は耳鏡内操作ですべての手術操作を行う鼓膜形成術であってまれである. このため, 外耳口のすぐ内側が拡大している. 印象剤が硬化した後に耳型を抜去するときに, 抵抗があるために抜去困難になるかまたは, 耳型の一部が折れて耳内異物になる.

術後耳で耳内異物を起こさないためには, 耳型採型のためのイヤブロックを正常の外耳道を型造るように配置する. 図1に示すように綿球や綿花を使って圧を加えても変位しないように置くことが重要である.

他の原因は, 印象剤の先端が骨部外耳道に達している場合である(E-3 図1参照). 硬化した耳型と骨部外耳道の接触面積が広いと, 骨部外耳道は痛みに対して敏感であるため, 耳型を抜去するとき痛みのために動かせなくなる.

b 鼓膜穿孔発症の機序

鼓膜中間層の線維組織が失われている状態がある. この場合には鼓膜が上皮層と粘膜層だけでできている. 線維組織が多くて強い鼓膜中間層がないので, やや強い圧が作用すると鼓膜穿孔が発生する.

鼓膜穿孔は耳型を抜去するときに起きやすい. 軟骨部外耳道の皮膚と耳型が全体に密着していると抜去時に圧がかかりやすい(図2). 鼓膜穿孔を避けるためには, 鼓膜付近と外界の空気の交通が早く起きるように, 耳型を前方そしてやや下方へ回転させながら抜去するとよい(図3).

印象剤を注入するときに陽圧が加わっても鼓膜穿孔を起こすことがある. 印象剤注入後で固まる前に, 印象剤を押して圧を加えてはならない.

鼓膜の中間層が失われている状態の成因として2つの原因がある. 1つは, 急性中耳炎で病態の進行に伴い鼓膜に穿孔ができ, 治癒過程が進行し穿孔が閉鎖した状態である. 他の1つは, 慢性中耳炎に対して鼓室形成術を行った術後耳である. 術後数年は鼓膜は正常に比べて厚い状態であるが, 10年以上経過すると移植した線維組織が消失し, 薄い鼓膜になる例がある.

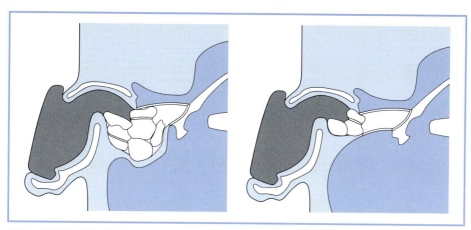

図1 ◆ 鼓室形成術の術後耳におけるイヤブロックの配置

左は乳突洞開放型の術後耳を示し，右は外耳道保存型の術後耳を示す．

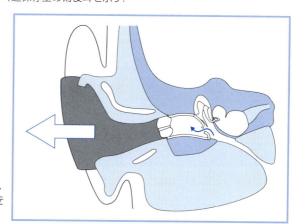

図2 ◆ 鼓膜穿孔の成因

鼓膜に中間層がなく萎縮した薄い部分があると，
主に抜去時の陰圧でその部が破れ，鼓膜穿孔を
発症する．

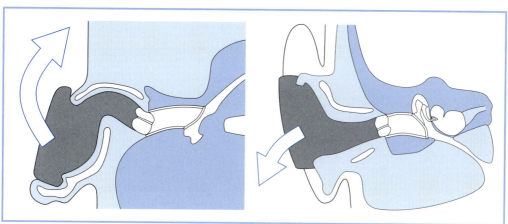

図3 ◆ 安全な耳型の抜去

耳型を前方，そしてやや下方に回転しながら抜去すると耳内異物や鼓膜穿孔が起こりにくい．

F デジタル補聴器の機能

　現在市販されている補聴器はほとんどがデジタル補聴器である．アナログ補聴器からデジタル補聴器に進歩した結果得られた最大の効果は，うるささを大きく減らしたことである．本章ではF-3からF-6に雑音に対する機能を個別に解説し，F-7に全体をまとめて記述した．

　デジタル補聴器が実現したもう1つの機能はノンリニア増幅であり，F-1に記述した．補聴器の音量調節を状況に合わせて自動的に行う機能であり，使いやすさが向上した．

　補聴器に使われているデジタル信号処理には，難聴疾患に伴い低下する最高語音明瞭度を大きく改善する成果が期待されている．しかし現状では，F-2に記述する程度に効果はとどまる．この期待が現実化する時期はまだ予測できない．

F-1 | ノンリニア増幅

　ノンリニア増幅は，入力音のレベルによって増幅度を変化させる増幅法である．入力音レベルが低い場合は増幅を大きくし，入力音レベルが高い場合は増幅を小さくする．難聴者にとってはボリュームを自動的に調節する効果がある．環境適応型の利得調整ということもできる．

a | ノンリニア補聴器の概念

　ノンリニア補聴器は，正常者にとって小さく聞こえる音は難聴者にとっても小さく聞こえ，正常者にとってうるさく聞こえる音は難聴者にとってもうるさく聞こえることが，難聴者の聞こえを完全に補うことであるという考えで説明される．この考え方は，ラウドネス補償という用語でまとめられている．

b | ノンリニア増幅の入出力特性

　ノンリニア増幅では，入力音レベルの差によって利得が変化する．一方リニア増幅では入力音レベルと無関係に，利得調整器の位置が同じなら増幅度は一定である（図1）．ノンリニア増幅による増幅度の変化の程度を圧縮比といい，マイクロホンに入力する音のレベル差をイヤホンから出力する音のレベル差で除して求める．図1では50 dBから100 dBに入力音が増加したときの出力は80 dBから105 dBに25 dB増加するので圧縮比は2である．

　実際の難聴者への補聴器フィッティングでは，中等度難聴者に適合しやすい圧縮比は1.5から1.7程度である．圧縮比を2から2.5にする場合としては，難聴がより高度の例や最高語音明瞭度が低い例がある．

c | ノンリニア補聴器の実際的有効性

　リニア補聴器では，小さい会話を聞く場合は利得（ボリューム）を大きくし，大きい会話を聞くときは利得（ボリューム）を小さくする．小さい会話音と大きい会話音が交互に聞こえる場合に，頻繁に利得調整器を動かすことは困難である．このため，いずれかの利得で補聴器を使用する．利得が大きい場合は，大きな声が入ると声は歪むか不快になる．利得が小さい場合は，小さい会話が聞きとれない（図2）．

　図3に示すノンリニア補聴器では，小さい会話には大きい利得が得られるので十分に話を聞くことができ，大きい会話には利得が小さくなるので大きすぎて不快なことなく話を聞くことができる．ボリュームを自動的に調節する補聴器と考えることができる．

図1◆ノンリニア増幅とリニア増幅

ノンリニア増幅(a)では入力音レベルによって増幅度が異なる．図(a)では入力音 50 dB から 110 dB まで圧縮比 2 のノンリニア増幅が行われている．リニア増幅(b)では入力音にかかわらず増幅度は 20 dB と一定である．

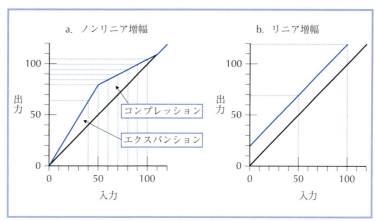

図2◆リニア増幅補聴器の効果

補聴器の基本機能による増幅は，会話音を大きくして聞かせる．補聴器装用時の会話理解能力は，基本的には語音明瞭度が増幅された分だけ平行移動すると考えてよい．リニア増幅の補聴器で，20 dB 増幅した明瞭度曲線を示す．

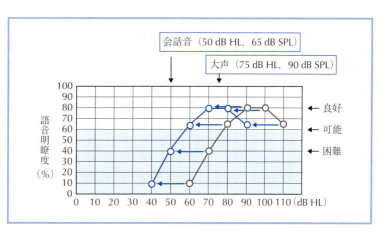

図3◆ノンリニア増幅補聴器の効果

ノンリニア増幅で図1に示した入出力特性の場合の語音明瞭度曲線．50 dB 入力では出力が 80 dB となり語音明瞭度は 65 ％となる．90 dB 入力では出力が 100 dB となり語音明瞭度は 80 ％となる．静かな会話音から大声までボリューム調節なしで聞くことができる．

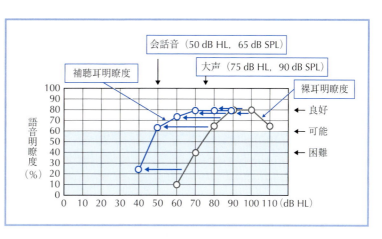

　ノンリニア増幅の和訳には圧縮増幅や振幅圧縮が用いられる．そのため，和訳語の"圧縮"から，語音情報のレベル分布がより狭いレベル幅に変換されると理解され，この理解から語音明瞭度が改善し会話理解が向上すると考えられる傾向がある．

　しかし，ノンリニア増幅による子音強調は，現在市販されているほとんどすべてのデジタル補聴器では会話全体の明瞭度を改善することはない．

a｜ノンリニア増幅（圧縮増幅）による明瞭度改善の機序

　ノンリニア増幅では子音強調が行われる．ノンリニア増幅ではレベルが低い音は増幅が大きくなり，子音のレベルは低いので増幅は大きくなる．レベルが高い音は増幅が小さくなり，母音のレベルは高いので増幅は小さくなる．以上の結果，ノンリニア増幅では子音強調が行われる（図1）．

　しかし，以上の子音強調すなわち語音情報のレベルの圧縮は，ノンリニア増幅による増幅度の変化が瞬時に行われる場合には会話のすべてに適用されるが，ノンリニア増幅における圧縮増幅の解除時間が長い場合には，次に述べるように行われない．

b｜解除時間が長い場合のノンリニア増幅による明瞭度改善

　現在市販されているデジタル補聴器におけるノンリニア増幅の解除時間（リリースタイム）は，百数十 msec から数秒である．この場合には，ノンリニア増幅（圧縮増幅）による子音強調とその結果としての明瞭度改善は会話のはじまりの第1音だけで実現される（図2）．

　第1音の子音はレベルが低いので大きく増幅され，第1音の母音はレベルが高いので増幅は小さく，第1音の音節では子音強調が行われる．このとき，第1音の母音が終了するまで増幅度は小さい．母音に対応した小さい増幅度はしばらく維持され，解除時間に対応して回復する（図3）．

　第2音の子音は先行する第1音の母音が終了すると発声される．第2音の子音には先行する母音に対応した低い増幅度が適用される．こうして，発話の第1音で子音強調が行われるが，その後の子音では圧縮増幅の効果は子音には認められない（図3）．

　ノンリニア増幅（圧縮増幅）の作動時間（アタックタイム）は通常数 msec であり，考慮する必要は少ない．解除時間が短いデジタル補聴器が市販されたことはあるが，現在では解除時間が短い補聴器はほとんど販売されていない．新製品の発売時には解除時間に着目するとよい．

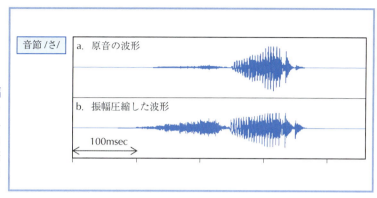

図1◆無声子音の圧縮増幅

音節"さ"の振幅圧縮．アタックタイム＝1 ms，リリースタイム＝1 ms，圧縮比＝3における音声波形．/ s /の振幅が母音との比較で強調される(b)．

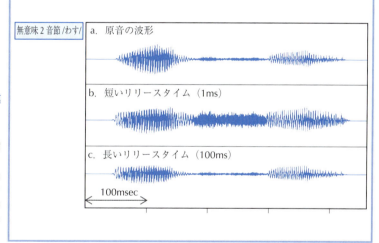

図2◆リリースタイムの違いによる効果の違い

2音節"わす"の振幅圧縮．アタックタイム＝1 ms，圧縮比＝3における音声波形．リリースタイムが1 msと短いと第2音の子音/ s /が強調される(b)．リリースタイムが100 msと長いと第2音の子音/ s /は強調されない(c)．

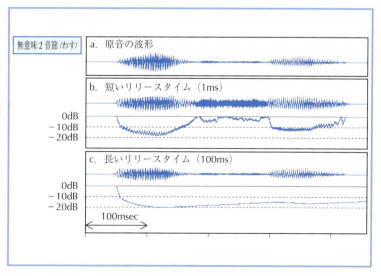

図3◆リリースタイムの違いによる利得変化の違い

2音節"わす"の振幅圧縮．アタックタイム＝1 ms，圧縮比＝3における音声波形．リリースタイムが1 msと短いと第2音の子音/ s /で利得は回復している(b)．リリースタイムが100 msと長いと第2音の子音/ s /で利得は回復せず,子音強調とならない(c)．

デジタル補聴器の雑音抑制は，周囲の雑音の状態に合わせて周波数レスポンスが変化することで，雑音の増幅を減ずる効果がある．いいかえれば，環境適応型の周波数レスポンス調整器としての効果がある．

a 雑音抑制（ノイズ・リダクション）の動作原理

雑音抑制を行うデジタル補聴器では，補聴器への入力音のレベルをモニターする．入力音のレベルの変動が少ない場合は，その入力音を雑音であると見なして増幅度を下げる．入力音のレベルが約 4 Hz で変動する場合は，その入力音を会話音であると見なして普通に増幅する（図1）．

補聴器への入力音を多くの周波数帯に分割してそれぞれの帯域に上記の雑音抑制を作動させると（マルチバンド処理），雑音がある周波数帯だけで増幅が小さくなる．つまり，環境適応型の周波数レスポンス調節が行われ，周囲の雑音の周波数分布に一致して利得が少ない周波数レスポンスになる（図2）．

b 雑音抑制の効果

雑音抑制の効果が十分発揮されるのは，レベル変動が少ない定常的な雑音である．具体的には，室内の暗騒音（ホスノイズ），クーラーの音，換気扇の音，車のエンジン音などで効果をはっきりと感じることができる．

雑音抑制の効果が得られないのは，レベル変動が大きい雑音である．コンピュータの警告音，電話のベル，食器の音などでは効果が得られない．

スピーチノイズについては，雑音抑制で雑音が小さくなる．しかし，スピーチノイズでは会話音と周波数スペクトラムが同じなので，雑音抑制によって会話音のレベルも低くなり，結果的に会話を理解できなくなる（図3）．

雑音抑制は雑音の周波数帯に対応して利得が小さくなる．このため，雑音の周波数帯の会話音情報が減少する．静かな環境で聴取できる会話音情報に比べて，雑音抑制が動作中には会話音情報は減少している．

雑音の周波数帯とスピーチスペクトラムの間に差があるほど，雑音下でうるささが減少する効果が大きく，会話理解能力は低下しにくい．

c 雑音抑制機能がない補聴器におけるうるささ対策

雑音抑制機能がない補聴器におけるうるささ対策は，低周波数の利得が少ない周波数レスポンスを採用することである．この方法は従来のアナログ補聴器で一般に用いられており有効である．雑音抑制機能を備えていないデジタル補聴器においても同様に有効である．

図1◆デジタル補聴器の雑音抑制の原理

補聴器への入力音が定常的な場合に雑音と判断して利得（増幅度）を下げる．

〔小寺一興：補聴の進歩と社会的応用．p 47，診断と治療社，2006〕

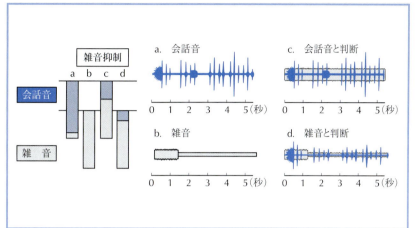

図2◆デジタル補聴器の雑音抑制の原理

補聴器への入力音を多くの周波数に分割し，それぞれに雑音抑制を作動させることで会話音と雑音のSN比を改善する．

〔小寺一興：補聴の進歩と社会的応用．p 47，診断と治療社，2006〕

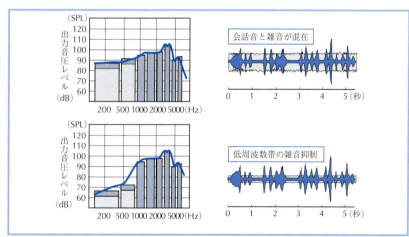

図3◆スピーチノイズと雑音抑制

雑音がスピーチノイズの場合は，雑音抑制とマルチバンド処理を組み合わせてもSN比は改善しない．

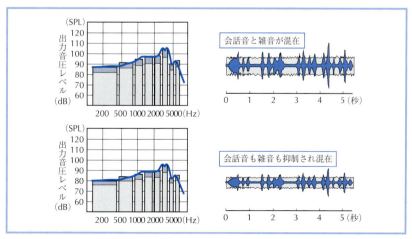

　指向性補聴器では，前方の音が，後方や側方からの音に比べて大きく聞こえる．その原理は，2つのマイクロホンで音を受け，後方または側方からの音を相殺させる方法によっている．

　指向性補聴器は，前方からの会話音を中心に聞く場合に有効で，特に雑音抑制(ノイズ・リダクション)が無効なスピーチノイズ下の会話に有効である．

a 　指向性の動作原理

　2つのマイクロホンを前後に配置し，それぞれのマイクロホンで音を受けると，同一の音源からの音は時間のずれを伴ってマイクロホンに入力される．この時間のずれは前後で大きく側方で少ない．2つのマイクロホンから等距離の同一音源という条件は真横の方向に音源がある場合である．

　一方のマイクロホンに入力された音の位相を逆転させてそれぞれのマイクロホンに入力された音を加えると，前方と後方の音は大きく聞こえ，側方の音は互いに相殺し小さくなる(図1)．

　2つのマイクロホンを前後に配置して後方からの音を受けると，後方からの音は2つのマイクロホンの距離を音が伝わる時間分，後方のマイクロホンが前方のマイクロホンより早く音を受ける．音速は秒速360mであるので，マイクロホンの距離が3.6mmであれば10msec(Δt)の時間ずれが起こる．そこで，後方のマイクロホンに入力した音に10msec(Δt)の時間遅れを作り，さらに位相を逆転させ，それぞれのマイクロホンに入力された音を加えると音は互いに相殺され小さくなる．この場合，後方の音は小さくなり，前方の音は大きく，側方の音はやや小さくなる(図2)．

　以上のように，2つのマイクロホンを水平方向に置き，時間差(Δt)を調節し，位相を逆転させて加えることで，さまざまなポーラーパターン(F-5参照)を作り，ある方向の音を小さくさせることが可能である．

b 　指向性による雑音の減少

　会話の相手と雑音の音源の方向が異なる場合には，指向性補聴器は雑音抑制に有効である．たとえば雑音が側方や後方にある場合には，その方向の音が小さくなる指向性補聴器では雑音が小さくなり会話が聞きやすくなる．

　指向性による雑音制御は，雑音の音源の方向によって効果があり，雑音の周波数スペクトラムにはよらないので，スピーチノイズにも有効である．

　高機能の指向性補聴器には，その音源の方向に合わせて指向性のパターンを変化させる環境適応型の指向性を備えたものがある．

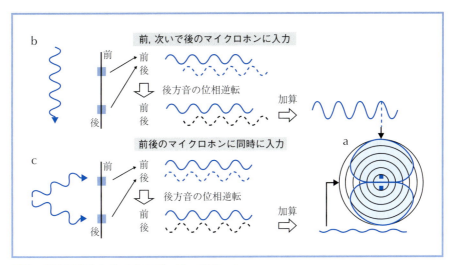

図1 ◆ 指向性（バイポーラ）のポーラーパターン

ポーラーパターン(a)は，全方向からの入力時のレベルを前方(0度)からの値を基準として示す．前方からの音は(b)前のマイクロホンに到達し，時間遅れののち後方のマイクロホンに到達する．後方のマイクロホンに入力した音の位相を逆転させて，前方のマイクロホンに入力した音と加えても振幅は減少しない．側方からの音(c)は前後のマイクロホンに同時に音が到達するので，位相を逆転して加えると振幅が小さくなる．

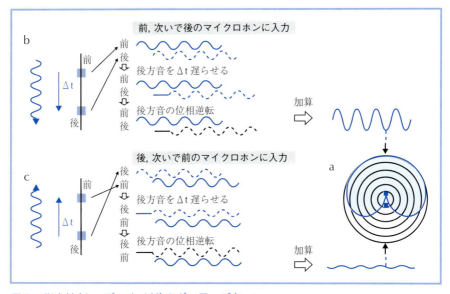

図2 ◆ 指向性（カーディオイド）のポーラーパターン

後方からの音(c)は後方のマイクロホンに到達し，時間遅れののち前方のマイクロホンに到達する．後方のマイクロホンの音を遅らせて，さらに位相を逆転して加えると，後方からの音の振幅は減少する．前方からの音(b)の振幅は減少しないのでaのポーラーパターンになる．

マルチチャンネル信号処理では，補聴器に入力された音を複数の周波数帯に分割して(マルチバンド)処理し，さらに異なる周波数帯の分割で(マルチチャンネル)増幅を行う(図1)．他の周波数帯の影響を受けずにその周波数帯の処理を行うことができる．

a 周波数バンドの数と周波数チャンネルの数

雑音抑制においては，特に雑音の周波数幅が狭い場合は，周波数バンドが多いほど，雑音が占める周波数帯域に限って利得を減少させることができる．雑音抑制で利得を減少させることは，同時に会話音情報を減少させるので，周波数バンドが多いほど雑音抑制に伴う会話音情報を減少させない(F-3 参照)．

ところで，日常生活で経験する定常的な雑音の周波数分布は一般に幅広く，バンドノイズ(1 オクターブ幅)のように周波数分布の幅が狭いものはほとんどない(M-6 参照)．現在のデジタル補聴器の周波数バンドの数は，補聴器によって8バンドから32バンドまで種類がある．125 Hz から 8000 Hz の間が6オクターブであることから，8バンド程度で十分である可能性が高く，バンドの数が多いほど機能が優れていて難聴者の補聴効果を高めるとはいいきれない．

増幅するチャンネルの数は，多すぎる場合には語音の弁別を妨げる可能性がある．母音の弁別は第1フォルマントと第2フォルマントを聞くことで弁別しており，子音の弁別は，それぞれの子音の特徴を，周波数，レベル，経時変化などを手がかりとして区別している．周波数チャンネルが多く，雑音抑制におけるレベルの減少が大きいと，音声が加工されて語音弁別のキュー(手がかり)が変化し，ある語音が別の語音に聞える可能性が高まる．また，周波数チャンネルが多く振幅圧縮(ノンリニア増幅)を強く作用させると，会話のプロソディーが変化するので，会話の自然な感じが損なわれる．

b 環境適応型指向性と周波数バンドの数

前方の話者からの会話を，後方または側方の音が遮蔽する状況に対しては，指向性のポーラーパターンを変化させることができる．2つのマイクロホンに入る音の時間ずれから後方の音の方向を求めることができる．得られた音の方向にあわせてポーラーパターンを変化させれば，適切に指向性を機能させることができる．

多くの周波数バンドについて，それぞれのバンドで指向性を働かせると，周波数が異なる音が，後方の異なる方向から聞こえる場合に，それぞれの音を指向性で抑制することができる(図2)．ただし，周波数が異なる音が側方または

後方から聞こえ，その音が会話理解を妨げる状況は，多くの難聴者の日常生活
では頻繁には起こりにくいと考えられる．

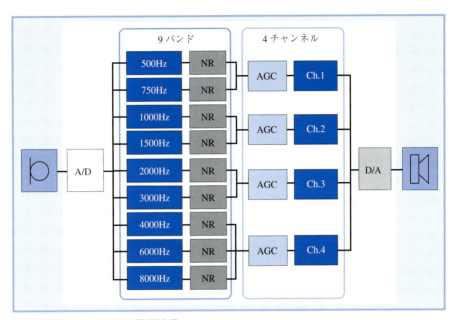

図1 ◆ マルチチャンネル信号処理
マイクロホンに入力した音を A/D 変換器でデジタル信号に変換する．デジタル信号をマルチバ
ンドに分割し雑音抑制（NR）や指向性を作用させる．次いでノンリニア増幅を行うときはより少
ない周波数帯の分割（マルチチャンネル）で行う．D/A 変換器でデジタル信号をアナログ信号に変
換しイヤホンを駆動する．

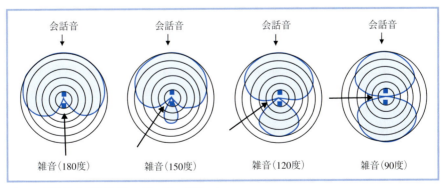

図2 ◆ 環境適応型指向性のポーラーパターン
雑音が入る方向に対応してポーラーパターンが変化し雑音を低減する．4 方向から周波数が異な
る雑音が同時に入る場合には，マルチバンド処理ではそれぞれに対して，適切なポーラーパ
ターンをとる．

デジタル補聴器のハウリング・コントロールはデジタル処理で行う．その方法は，レベルの高い連続音がマイクロホンに入力された場合にハウリングであると認識し，その周波数に一致して利得を減少させることによる．ハウリング音を小さくする方法としてハウリング音の逆位相の音を作成し加える方法もある．

a デジタル処理によるハウリング・コントロール

デジタル処理によるハウリング・コントロールは，ハウリングの起きた周波数で持続する高レベルの音がマイクロホンに入力した場合に，デジタル回路がハウリングであると判断する．続いて，ハウリング音を小さくするために，高レベルの持続音に一致する周波数帯の増幅度を大きく減少させる．その結果として，ハウリングは抑制される（図1）．

b デジタル処理によるハウリング・コントロールの問題点

デジタル処理によるハウリング・コントロールが作動している場合は，ハウリング周波数を含む周波数帯の情報が利得が下がるために大きく減少する．ハウリング・コントロールが長時間頻繁に断続または継続する状態は会話に適しているとはいえない．ただし，ハウリング音に逆位相の信号を加えてコントロールする方式では，この欠点は小さくなる．

さらに，ハウリング・コントロールが続く状態では，電池の消費が激しい．デジタル補聴器では集積回路が大規模化かつ小型化することで電池の消費も抑えられており，補聴器の小型化にも貢献している．電池消費が激しいことは無視できない問題点である．

c ハウリング・コントロールの原則

デジタル補聴器のハウリング・コントロールは，例外的に作動する状況とすることが適切である．具体的には，食事で顎を大きく動かすことで外耳孔からの音漏れが起きやすくなる場合などが対象となる．

ハウリング・コントロールは音漏れを防ぐことが原則と考えるべきである．具体的には，耳掛型補聴器においては適切なイヤモールドの作成，カスタム型補聴器においては適切なシェルの作成などで，音漏れを防ぐこと，補聴器から出力する最大音を最大出力制御装置で低く調節することで，音漏れの最大音を低くしてハウリング発生を防ぐことなどが選択されるべきである．

ハウリングを防ぐために補聴器の利得を小さくして使うことは，もっとも基本的な音の増幅による難聴の補償が十分でなくなるので，採用してはならない．

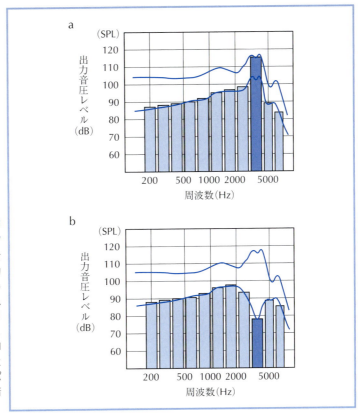

図1 ◆ デジタル補聴器にお
けるハウリング・コントロール

ハウリングが起きている場合
のハウリング音は，最大出力
音圧レベルの大きさである
(a)．補聴器の電子回路はハ
ウリングを感知するとハウリ
ングの周波数の利得を大きく
減ずる(b)．ハウリング・コ
ントロールが作動していると
きは，補聴器の周波数レスポ
ンスが大きく変わり，会話音
情報の増幅は不十分となる．

d │ デジタル処理によるハウリング・コントロールが必要な難聴者

　デジタル処理によるハウリング・コントロールが必要な難聴者は，cで述べ
たデジタル処理以外の方法でハウリングがコントロールできるが例外的にハウ
リングが起こる例である．たとえば，中等度難聴で最大出力レベルが高い耳あ
な型補聴器使用例，高度難聴のため高い最大出力レベルで大きな利得で使う耳
掛型補聴器使用例などが対象となる．

　オープンフィッティングの補聴器ではデジタル処理によるハウリング・コン
トロールが必須の機能である(A-9，I-6参照)．難聴が軽度で使用感が優れた
オープンフィッティング補聴器を除くと，50 dB HL以内の軽度ないし中等度
難聴例でハウリング・コントロール機能が必要な例は少ない．

　補聴器のうるささを大きく減少させたことでデジタル補聴器の進歩が難聴者に大きな救いをもたらした．うるささを減らす機能には，大きい音には最大出力音圧レベルの調節とノンリニア増幅が有効であり，小さい鋭い音には衝撃音抑制，定常的な雑音には雑音抑制（ノイズ・リダクション），後方および側方からの雑音には指向性，風切り音には風切り音制御があり，ハウリング・コントロールもうるささの低減に有効である．

a｜雑音抑制（ノイズ・リダクション）の進歩

　雑音抑制は，自動車のエンジン音やクーラーの音などによるうるささを劇的に減少させた．さらに雑音抑制を効果的にするために，さまざまな語音と雑音を判断する方法がデジタル処理で開発され市販の補聴器に採用されている．

　雑音と会話音の判別に用いられているものには，①レベルの変動周期が音声では 2 から 10 Hz であること，②レベル変動の幅が音声では 30 dB 以上であること，③短時間の周波数分析を行い音声にみられる周波数分布か否かを判断すること，などがある．特に短時間の周波数分析結果から雑音と音声を区別する方法は，レベル変動を用いて音声と雑音を判別するよりも短時間で作動させることができる．もちろん，いずれの方法でも雑音と音声の区別を常に正しく行うことはできない．精度を上げるために高機能の補聴器では複数の方法を併用している．

b｜雑音抑制処理による音声劣化への対策

　雑音抑制（ノイズ・リダクション）では雑音と判断した周波数の利得を下げる．その周波数帯域には当然のこととして音声も含まれる．このため会話音情報が減少し音声が劣化する．これに対する改善策として，①周波数バンドの数を増やすことで利得を減らす周波数帯を狭くする方法と，②語音情報が多い周波数帯でノイズ・リダクションによる利得の減少を少なくするなどの方法があり，高機能の補聴器では採用されている．

　ただし，音声劣化への対策の効果は難聴者の障害の程度で違っているので，雑音環境で試聴することが望ましい．語音弁別能が比較的低い患者では語音情報のわずかな減少で明瞭度が大きく低下する．補聴器調節において雑音抑制の程度（利得減少の程度）を問診しながら適切に調節することが望まれる．

c | 衝撃音の低減

　衝撃音抑制では，レベルが高くないことから最大出力制限では抑えられないが，急激にレベルが増加するために不快に感じる衝撃音に対して，その成分を増幅しない．食器の音，紙を扱う音，ものを叩く音，コンピュータの警告音，強い泣き声などに有効である(図1)．ただし，この機能についても，レベルが急激に増加する音声を抑える可能性があるので，音声情報を減少させすぎないように問診しながら適切に調節することが望まれる．

d | 風雑音の低減

　マイクロホンに風が吹きつけることで低周波数の雑音が発生する．従来の対策はマイクロホンにカバーをつけたり，低周波数の利得を下げることであった．マイクロホンが2個ある指向性補聴器では，それぞれのマイクロホンに入力される音を比較することで，風雑音では全く相関がないことで同定することができる．こうして区別した風雑音について，それぞれのマイクロホンに入力した風雑音成分を低減する．

e | 最大出力制限とノンリニア増幅

　デジタル補聴器では最大出力制限を正確に作動させることができ，また出力制限による音の歪みが発生しないことから，最大出力音圧レベルを語音情報を聞き取れる範囲で十分に低くすることができる(A-5，J-1，J-2参照)．また，ノンリニア増幅では，やや大きい声の増幅が少なく大きすぎる声に聞こえない．最大出力制限とノンリニア増幅がうるささの低減に大きく貢献している．

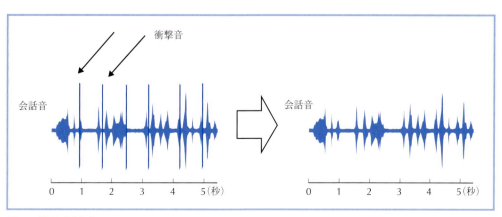

図1 ◆ 衝撃音低減

G 特性測定

　本章では補聴器の特性測定について基本的な内容を記している．日本耳鼻咽喉科学会が定めた補聴器適合に関する報告書には，難聴者に適合するように調節した後の，患者の使用状態を示す特性の報告を添えることを求めている．また，認定補聴器技能者および認定補聴器専門店にも，難聴者ごとに特性を測定し保存することが求められている．

　補聴器のフィッティング・ソフトウェアはコンピュータの画面上に補聴器の特性を描き出す．また，補聴器使用時の聴力も描き出す．しかし，補聴器のメーカーが異なると補聴器の特性を描き出す画面は異なり，互換性はない．どの程度に正しいかについては，補聴器の特性を実際に測定して確認しなければならない．

　補聴器の性能を測定する目的には，補聴器の電気音響的性能を示すための工業的測定と，患者の実際の装用状況を知るための測定がある．

　工業的測定の方法は JIS（日本工業規格）で定められている．補聴器のカタログに記載されているデータは，JIS に基づいた測定結果であり，個々の補聴器の特徴を示している（G-2 参照）．補聴器適合の第一段階の器種選択は，JIS の測定結果を参考に行う．一方，患者が使っている補聴器の性能を知るためには，調整した状態の特性を測定しなければならない．

a 補聴器特性測定装置

　わが国で発売されている補聴器特性測定装置は，当然のこととして，JIS に基づく測定を行うことができる．補聴器特性測定装置は防音箱と測定器でできている（図 1）．防音箱には検査音を出すスピーカ，検査音測定用のマイクロホン，補聴器のイヤホンを取り付ける 2 cm³ カプラ，イヤホン出力を測定するマイクロホンが備わっている．

　2 cm³ カプラとイヤホンを結合する部分も JIS で定められている．たとえば，耳掛型補聴器の測定では，導音管の長さは 25 mm，内径は 2 mm と定められている．なお，2 cm³ カプラは人の耳を忠実に再現していないため，参考の目的で密閉型疑似耳を用いて動作特性を測定する方法も JIS に示されている．

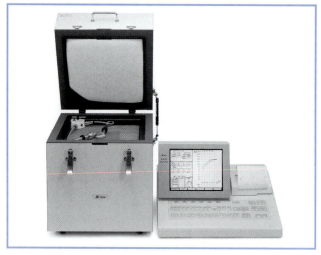

図 1 ◆ 補聴器特性測定装置
防音箱の中に補聴器を置き，音を入力し，出力をカプラで測定する
（写真は LH15，Rion 社製）．

b | 補聴器特性の記録用紙

　補聴器特性の記録用紙の例を図2に示した．横軸に周波数を示し，縦軸に音圧レベルを示す．縦軸は上ほど音圧レベルが大きく，オージオグラムと逆の関係になっている．周波数と音圧の比は，2オクターブが30 dBに一致するように決められている．オージオグラムにおける周波数と音圧の比は1オクターブが20 dBに一致するので，オージオグラムと補聴器の特性の間では，オクターブ間の値の差が補聴器特性で強調して示される．

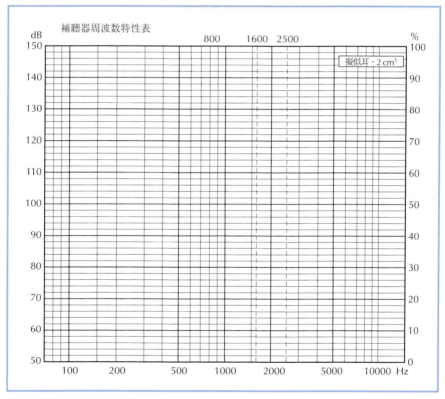

図2 ◆ 補聴器特性記録用紙

横軸に周波数を示し，縦軸は左に音圧レベルを示し，右に歪み率を示す．周波数と音圧の比は，2オクターブが30 dBに一致する．JISではこの関係を50 dBが周波数で10倍と一致すると記載している．特性記録には測定日，補聴器の器種と調整条件，装用耳，入力音圧レベル，患者氏名を記入する．

　JIS（日本工業規格）は工業製品としての補聴器の品質・性能を定める規格である．補聴器は医療機器であり，製造や輸入には医薬品医療機器等法による認証または承認を必要とするが，JIS に適合していれば認証を得ることができる．

a ｜ JIS の意義

　JIS は補聴器の品質・性能を保証させるために設けられた規格である．JIS に定めた特性を比較することによって，異なる補聴器の性能を比較することができる．なお，JIS では $2\,cm^3$ カプラで測定を行うが，ヒトの耳の感度に近いのは密閉型擬似耳である．密閉型擬似耳と $2\,cm^3$ カプラの換算値を表1に示す．

b ｜ JIS の限界

　JIS は上記の目的のために定められており，補聴器のすべての機能を定めてはいない（表2）．それぞれの補聴器の特徴的な性能やその他の機能は，補聴器メーカーの判断で示されている．どのような性能を表示するかは補聴器メーカーが決定するので，JIS に決められていない範囲については補聴器間の比較を行えない状態である．

c ｜ 補聴器フィッティングと JIS

　補聴器使用者は補聴器を JIS に定める測定条件で使用することはない．難聴者に合わせて補聴器をフィッティングすることで，はじめて補聴器を良好に使用することができる．

　難聴者がどのような調整条件の補聴器を使用しているかは，フィッティングを終えた後の特性を記録することで知ることができる．医療施設や補聴器販売店で補聴器の記録を残す場合には，フィッティングを終えた後に測定したものを残す必要がある．また，補聴器販売店から医師へ，紹介された難聴者について結果を報告する場合は，その記録を提供しなければならない．

表1 ◆ 密閉型擬似耳と $2\,cm^3$ カプラの換算値

周波数(Hz)	500	1000	1600	2000	2500	3000	4000
音響利得(dB)	4	5	7	9	8	10	12
90 dB 最大出力音圧レベル(dB)	5	5	8	8	8	10	10

密閉型擬似耳の感度はヒトの耳に近く，$2\,cm^3$ カプラより感度がよい．$2\,cm^3$ カプラで測定した値に表の数字を加えると密閉型擬似耳の測定値となる．

表2 ◆ 日本工業規格 JIS C 5512：2015 「補聴器」 の改定された部分を中心とした抜粋

1. 適用範囲

3. 用語及び定義

3.2 高周波数平均値, HFA（high-frequency average, HFA）：デシベルで表記した 1000 Hz，1600 Hz 及び 2500 Hz における利得又は音圧レベルの平均値.

3.6 利得調整（gain control）：手動又は電子的に操作する全体利得の調整.

3.7 90 dB 入力最大出力音圧レベル, OSPL 90（output SPL for 90-dB input SPL, OSPL 90）：補聴器の利得調整を最大設定にしたときに，90 dB の入力音圧レベルに対して音響カプラ内に発生した音圧レベル.

3.8 OSPL 90 高周波数平均値, HFA-OSPL 90（high-frequency average OSPL 90，HFA-OSPL 90）：OSPL 90 の高周波数平均値. 高周波数平均値については 3.2 を参照.

3.9 最大音響利得高周波数平均値, HFA-FOG（high-frequency average full-on gain, HFA-FOG）：補聴器の利得調整を最大設定にしたときの，50 dB の入力音圧レベルに対する音響利得の高周波数平均値.

3.10 利得調整の規準の設定, RTS（reference test setting of the gain control, RTS）：60 dB の入力音圧レベルに対する音響利得の高周波数平均値（HFA）が，HFA-OSPL 90 よりも 17 dB 低いレベル $\pm$ 1.5 dB の範囲になる利得調整の設定. 音圧レベル 60 dB の入力に対する最大音響利得高周波数平均値（HFA-FOG）が，［OSPL 90 高周波数平均値（HFA-OSPL 90）－17 dB］よりも低い場合には，最大設定を利得調整の規準の設定（RTS）とする.

3.13 自動利得調整器, AGC（automatic gain control, AGC）：増幅される信号レベルの関数として利得を自動的に制御する手段であって，ピーククリッピングとは異なるもの.

3.17 磁界に対する出力音圧レベル, SPLI（SPL in a magnetic field, SPLI）：利得調整を規準の設定（RTS）にし，補聴器の入力切替え器を T とし，－30 dB re 1 A/m（＝31.6 mA/m）の強さの正弦波の交流磁場を入力したときに音響カプラ内に発生した音圧レベル（8.8 を参照）.

3.19 試験用ループに対する等価感度, ETLS（equivalent test loop sensitivity, ETLS）：磁界に対する出力音圧レベル高周波数平均値（HFA-SPLI）と［規準利得（RTG）＋60 dB］との差.

4. 一般的条件

4.1 音響試験法

音響試験の手順は，補聴器の基準点における音圧レベルを一定に維持する試験方法に基づくことが望ましい. この条件は，音響試験箱内で音圧こう（較）正された制御用マイクロホンを用い，補聴器の基準点の周辺の音場が均一であると仮定できる場合に成立する.

この規格では，この方法を音口音圧一定法，略して音圧法と呼ぶ.

音圧法を代替する方法として，あらかじめ測定した音響試験箱における周波数レスポンスの補正曲線（特性）を用いてもよい. この方法を置換法と呼ぶ.

補聴器からの音の出力は附属書 JA に適合する 2 cm³ カプラに結合する.

5. 特性の公称値及び許容差

次に列挙する特性の公称値は，対象とする製品の型式ごとに製造業者が指定し（図 1 及び図 2 も参照），この規格で規定する方法で検証する.

a) 規準利得

b) 90 dB 入力最大出力音圧レベル

c) 90 dB 入力最大出力音圧レベルの最大値（ピーク値）

d) 最大音響利得

e) 周波数レスポンス曲線

f) 帯域幅（周波数範囲）の下限（f_1）及び上限（f_2）周波数

g) 電池又は供給電圧

h) 電池の電流

i) 全高調波ひずみ

j) 等価入力雑音レベル

k) 試験用ループに対する等価感度

l) 誘導コイル入力の最大感度レベル（MASL）

m) 自動利得調整器（AGC）の定常状態入出力特性

n) アタックタイム及びリリースタイム

8. 測定，規定及び許容差

8.1 周波数レスポンス曲線

周波数による変化を示すパラメータを示す曲線を表示する場合は，全て縦軸をデシベル線形目盛として，横軸を対数周波数目盛とし，横軸の 10 倍と縦軸の 50 dB ± 2 dB の長さとが等しいグラフとしてプロットしなければならない.

附属書 JA（規定）補聴器及び挿入形イヤホンの測定のための 2 cm³ カプラ

　補聴器から出る最大音を最大出力音圧という．90 dB 入力最大出力音圧レベル周波数レスポンス曲線は，90 dB の純音を入力して出力を記録する．その目的は補聴器から出る最大音を記録することである．

a │ JIS に従った測定

　補聴器を JIS が定める代表的な調整状態で利得調整器（ボリューム）を最大にして，90 dB SPL の純音を入力して記録した周波数レスポンスが "90 dB 入力最大出力音圧レベル周波数レスポンス曲線" である．この特性の意味は，補聴器が出せる最大の音である．

　補聴器には，最大出力制限装置が付けられている．最大出力制限装置を最大に作用させて 90 dB SPL を入力すると，どの範囲まで最大出力を小さくできるかを知ることができる（図1）．

　JIS による最大出力の記録は，フィッティングの最初の状態，すなわち，どの補聴器を選択するかにおいて役に立つ．難聴者に適切な最大出力音圧を予測し，予測した範囲に最大出力を調節できる補聴器を選択する．

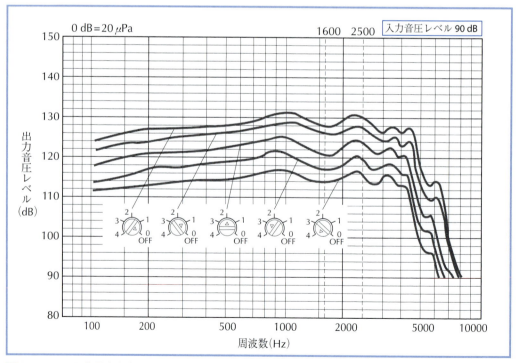

図1 ◆ 90 dB 入力最大出力音圧レベル周波数レスポンス曲線と最大出力調整器の効果
一番上の記録は補聴器を規準の状態にして利得調整器を最大にして記録したもので，JIS に従った記録である．
最大出力制限装置の位置によって最大出力の変化が記録されている．

b│適合した補聴器における実際の最大出力

適合した補聴器から出る最大の音は，補聴器を適合した後にボリュームを最大にして 90 dB SPL 入力した特性である（図2b）．ボリュームを最大にする理由は，調整後の状態で耳に入る最大音を調べることを目的にしていることによる．

補聴器を使用している場合に，補聴器に入力される音のレベルは 90 dB SPL 以下である保証はない．100 dB SPL または 110 dB SPL の入力音があることも起こりうる．そのような場合に出力される音のレベルを，ボリュームを最大の位置にして 90 dB SPL 入力した特性で知ることができる．

c│調整した補聴器でボリュームを使用位置にして 90 dB SPL 入力した特性

調整した補聴器で，ボリュームを使用位置にして 90 dB SPL 入力した特性は，補聴器適合上もつ意味は少ない．補聴器からの最大音を知るには，もし，ボリュームを使用位置にするのなら，110 dB SPL とか 120 dB SPL の音を入力しなければならない．ボリュームを使用位置にして 90 dB SPL を入力することは，90 dB SPL 入力という数字だけが意識され，不快感の除去や聴覚の保護などの測定目的が忘れられたことによる．

d│補聴器カタログへの最大出力の記録

補聴器カタログの表に記載されている 90 dB 入力最大出力音圧レベルの代表値は，高周波数平均値（1000 Hz，1600 Hz および 2500 Hz の最大出力の平均値）または，90 dB 入力最大出力音圧レベル周波数レスポンス曲線から求めた最大値（ピーク値）が用いられる．

カタログの数値は JIS に従った記載であり，フィッティングの初期の器種選択のときに参考にする．

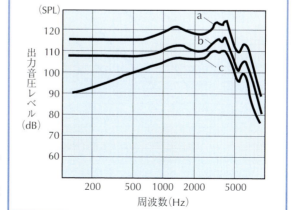

図2 ◆ 90 dB SPL 入力のいろいろな記録
a：調整前の補聴器で 90 dB SPL 入力した特性．
b：調整した状態でボリュームを最大にして 90 dB SPL 入力した特性．
c：調整した補聴器でボリュームを使用位置にして 90 dB SPL 入力した特性．

音響利得周波数レスポンスは，周波数ごとに何 dB を補聴器が増幅するかを示す．周波数レスポンスの測定においては，60 dB SPL の音を入力して出力を測定する．補聴器の条件によって記録されるものが意味する内容は大きく異なっている．

a 規準周波数レスポンス曲線

"規準周波数レスポンス曲線" を測定するときには，90 dB 入力最大出力音圧レベルと最大音響利得の高周波数平均値が最大になるような調整にする．利得調整器の位置は，60 dB SPL 入力時の出力の高周波数平均値が最大出力より17 dB 小さくなる位置とする（図1）．

b 音質調整器の効果を示す周波数レスポンス

音質調整器の効果は，補聴器を上記の状態から音質調整器の効果を最大に変更して，規準周波数レスポンスと同時に示すことである．

規準周波数レスポンス曲線と音質調整器の効果は，補聴器適合における最初

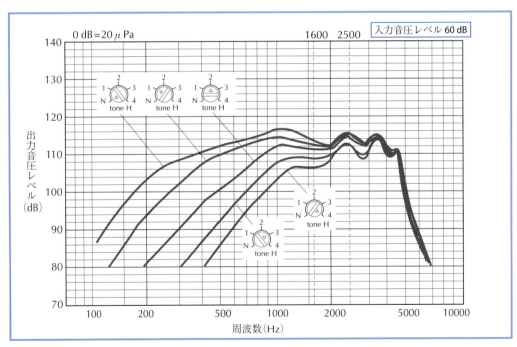

図1 ◆ 規準周波数レスポンス曲線と音質調整器の効果
一番上の記録は規準周波数レスポンス曲線で，一番下の記録が音質調整器の効果である．この図では音質調整器の位置によって，周波数レスポンスがどのように変化するかが記録されている．

の段階の器種選択で利用する. 難聴者のオージオグラムから適合する周波数レスポンスをあらかじめ予測し, 予測の範囲に調節できる器種を選択する(図1).

c │ 調整前の補聴器でボリュームを最大にして 60 dB SPL 入力した特性

調整前の補聴器でボリュームを最大にして, すなわち規準の状態からボリュームを最大に変化させて, 60 dB SPL 入力した特性は, その補聴器が増幅できる周波数ごとの最大値を示している. これは補聴器を難聴者に適合する観点からは意義は少ない(図2a).

d │ 調整後の補聴器でボリュームを最大にして 60 dB SPL 入力した特性

調整した補聴器でボリュームを最大にして 60 dB SPL 入力した特性は, 補聴器を難聴者に合わせた条件で, どこまで聴力を改善できるかを示すものである. 補聴器が古くなり, 同じボリューム位置でも利得が少なくなる場合がある. これに対応するための予備利得を確認するために有用である(図2b).

e │ ハウリングが起きない最大ボリュームで 60 dB SPL 入力した特性

調整した補聴器で, ハウリングが起きない最大ボリュームで 60 dB SPL 入力した特性は, 難聴者が状況に応じてボリューム調節をした場合に, どの程度まで聴力を改善できるかを示す(図2c).

f │ ボリュームを使用位置にして 60 dB SPL 入力した特性

調整した補聴器で, ボリュームを使用位置にして, 60 dB SPL 入力した特性は, 難聴者が補聴器を使用して, どのような聴力になっているかを直接的に示すもので, この特性がもっとも重要である(図2d).

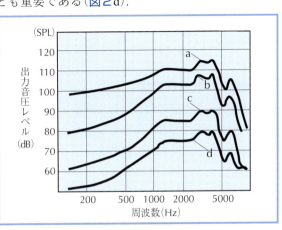

図2 ◆ 60 dB 入力のいろいろな周波数レスポンス

a：調整前の補聴器でボリュームを最大にして 60 dB SPL 入力した特性.

b：調整後の補聴器でボリュームを最大にして 60 dB SPL 入力した特性.

c：調整後の補聴器で, ハウリングが起きない最大ボリュームで 60 dB SPL 入力した特性.

d：調整後の補聴器で, ボリュームを使用位置にして, 60 dB SPL 入力した特性.

G-5 利得と利得調整器

　音響利得は補聴器のもっとも基本的な機能すなわち，音を増幅する作用の結果である．軽・中等度難聴用補聴器と高度難聴用補聴器の区別は，音響利得および最大出力音圧によってなされている．現状の補聴器では，軽・中等度難聴用補聴器の最大音響利得は 50 dB から 55 dB であり，高度難聴用補聴器の最大音響利得は 70 dB 以上である．

a 利得調整器回転特性

　耳掛型補聴器とポケット型補聴器では，利得調整器に数字が付けられている．難聴者がどのような利得で補聴器を使用するかは，利得調整器回転特性で読みとることができる（図1，図2）．ただし，1600 Hz の記録が示されているので，1000 Hz など他の周波数の利得を知るには周波数レスポンスをみて置き換える．

　この場合に注意すべきことは，カタログに記載された利得調整器回転特性が最大出力調整器を断にし，音質調整器を動作させない状態で記録されていることである．最大出力調整器を調節すると，それに連動して利得特性が変化する補聴器がある．特に，ピーククリッピング（調整器には MOP，MPO，PC などと記載されている）で調整を行う補聴器では利得特性が変化するので，実際に使用ボリュームで周波数レスポンスを記録し確認する（G-4 参照）．

b 主利得調整器と副利得調整器

　利得の大きい補聴器では，主利得調整器と副利得調整器を備えた補聴器が多い．その理由は，難聴者が利得調整器を動かすとき，わずかの動きで利得が大きく変わると自己調節が困難であることによっている．利得の大きさにかかわらず，難聴者が操作するほうを主利得調整器とよぶ（G-2 表2 参照）．

　主利得調整器の調節幅は，環境に合わせて小さい調整を目的とする場合には 15 dB 程度と小さいことがある．副利得調整器の適切な調節が必要である．

c 半固定の利得調整器

　利得調整器を小型のねじ回しで調節する形のもので，難聴者が補聴器を装用した状態では操作できないものを半固定の利得調整器という．

　半固定の利得調整器は，難聴者がボリュームを調整しないことを前提とした補聴器に採用されている．具体的には，利得が小さい軽度難聴用補聴器およびノンリニア増幅を行う補聴器に採用されている．

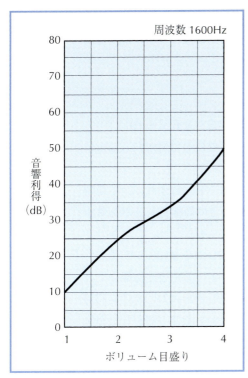

図1◆利得調整器回転特性
ボリュームの位置と 1600 Hz の音響利得の関係を示す.

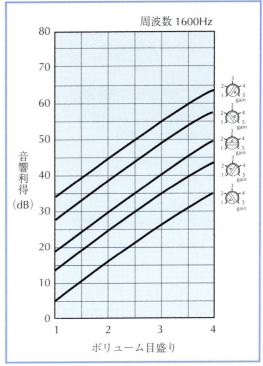

図2◆主利得調整器と副利得調整器を組み合わせた利得調整器回転特性
難聴者が操作する利得調整器を主利得調整器という. 副利得調整器はフィッティングの際に調整する. 副利得調整の状態によって主利得調整器の位置と利得の関係が変わる.

d ノンリニア増幅の補聴器

　ノンリニア増幅の CIC 補聴器には，難聴者が操作する利得調整器はないことが多い. ノンリニア増幅では，入力音レベルに応じて増幅度が異なり，実質的に補聴器がボリューム調整を行うためである(F-1，G-6 参照).

　しかし，ノンリニア増幅の補聴器を利用する難聴者にとって，状況によってより大きく音を聞きたいと感じたり，逆により小さく音を聞きたいと感じる場合がある. この違いを調整するために，利得調整器をつけたノンリニア増幅の補聴器がある. 利得調整器をつけたほうが機能的に優れている.

ノンリニア補聴器は，入力音のレベルによって増幅回路にフィードバックをかけ，増幅度を変化させる補聴器である．実際の効用としては，ボリューム調節を行う必要が少ない補聴器である．

a ノンリニア補聴器の特性測定

ノンリニア増幅では，入力音レベルの差によって利得が変化する（図1）．一方，リニア増幅では入力音レベルと無関係に，利得調整器の位置が同じなら増幅度は一定である（図2）．

リニア増幅では，60 dB SPL 入力の周波数レスポンスを記録すれば，その特性から 70 dB SPL 入力の場合や，80 dB SPL 入力の場合の周波数レスポンスを正しく推定することができる（図2）．

ノンリニア増幅では，図1に示すように，60 dB SPL から 90 dB SPL まで，入力音によって出力音がどのようになっているかを推定することが困難なことが多い．したがって，ノンリニア増幅では 10 dB 間隔で音を入力し特性を記録する．この場合，60 dB SPL から 90 dB SPL までレベルを上げて測定した記録と，90 dB SPL から 60 dB SPL までレベルを下げて測定した記録が異なることがある．補聴器適合の判断のためには小さなレベルから大きいレベルへ測定したほうがよい．

b 特性測定におけるリリースタイムの影響

ノンリニア増幅を行う補聴器では，最大出力調節と同様に AGC 回路が作動する．リリースタイム（解除時間）が長い場合には，特性測定の音圧レベルが低いほうを先に測定し，高いレベルへと測定を進めなければならない．具体的には，60 dB SPL から 90 dB SPL までの入力で特性を記録する．

ノンリニア増幅の補聴器では，常に AGC 回路が動作している．90 dB SPL 入力時には利得は小さい（図1では5 dB）．次に 80 dB SPL 入力で測定すると利得は5 dB として記録される．しかし，80 dB SPL 入力に対応する利得は大きいので（図1では 10 dB），AGC（自動音量調節）のリリースタイムが経過すると利得は 10 dB と正しく記録されるようになる．こうして記録される特性は異なったものとなる．AGC の回復時間が長いほどその程度は大きくなる．

補聴器適合の判断のためには，60 dB SPL から 90 dB SPL へ音を大きくしながら記録するほうがよい．この特性記録は，利得が変化し続ける実際の状況を正確に示さなくても，補聴器調整において役立つ（K-3 参照）．

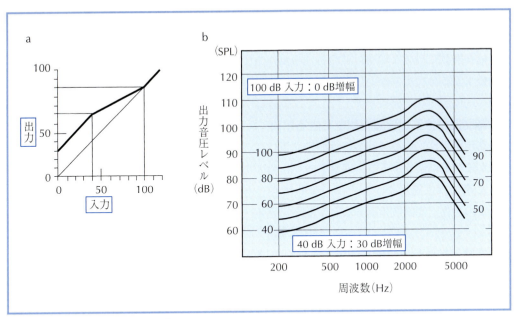

図1 ◆ ノンリニア増幅（圧縮増幅）

a：ノンリニア増幅の入出力特性．b：ノンリニア増幅の周波数レスポンス．
この記録では，10 dB 入力が大きくなると出力は 5 dB 大きくなり，圧縮比は 2：1 である．

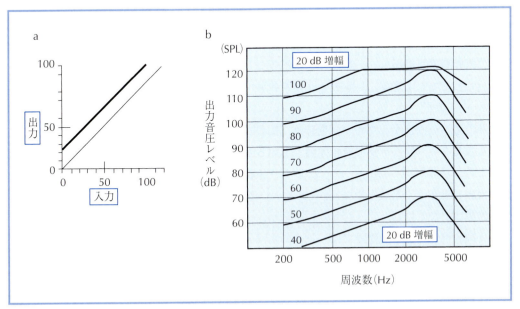

図2 ◆ リニア増幅（直線増幅）

a：リニア増幅の入出力特性．b：リニア増幅の周波数レスポンス．
リニア増幅では，10 dB 入力が大きくなると出力は 10 dB 大きくなる．

現在の補聴器特性測定装置は，補聴器の特徴の一部を測定している．補聴器特性装置は，連続して周波数が変化し音圧レベルが一定の音を補聴器に入力する．もし補聴器側に単純な増幅以外の特別の動作をする作動形式があっても，それを測定することはできない．

a 補聴器特性測定装置で測定できる事項

現在市販されている補聴器特性測定装置は，一定の周波数の純音または，周波数が連続的に変化する音，磁気ループからの出力を検査音にしている．記録できる事項は，補聴器からの出力音レベルである．FM 補聴器の特性，磁気ループの特性，高調波歪み率などが測定できる．

b 補聴器特性測定装置で測定できない事項

市販の補聴器特性測定装置では，時間的に変化する特性を測定することはできない．たとえば，最大出力調節のための自動音量調整回路（AGC 回路）の音圧圧縮のアタックタイム（作動時間）とリリースタイム（解除時間）を測定できない．特に，リリースタイムは現在市販されている補聴器でさまざまである．現状では，補聴器メーカーから提出される数値を特性測定装置で確認できない．

c 雑音抑制機能（ノイズ・リダクション）を備えた補聴器の特性

雑音抑制機能を備えた補聴器では，会話音と騒音を識別して増幅度を変化させる．入力音の包絡線（エンベロープ）の解析などによって，レベルが変動すれば会話音とみなして増幅し，レベルが定常状態であれば騒音と判断し増幅度を下げる（F-3 参照）．

補聴器特性を測定するための検査音は，レベルが一定で周波数が連続的に変化する音であり，雑音抑制機能が作動しているときは雑音として認識される．このため，特性測定が 200 Hz からはじまり 500 Hz から 800 Hz に達すると利得が大きく減少した特性となる（雑音抑制の作動時間によって利得減少が起こる周波数は異なる）．

雑音抑制機能付きの補聴器では，雑音抑制機能をオフにして特性を測定し，補聴器使用時には雑音抑制機能をオンとする．補聴器調整のためのフィッティング・ソフトウェアがない場合には，ある補聴器の特性を測定しようとする場合に雑音抑制機能をオフにできないので，どのような周波数特性に調節されているかを確認することはできない．

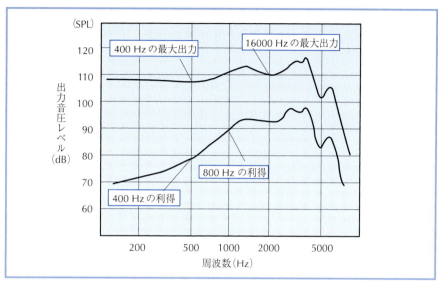

図1◆周波数変換型補聴器の特性測定と解釈

補聴器特性測定装置は，横軸が入力音の周波数で縦軸が出力音圧である．周波数変換型補聴器では，20％圧縮の場合に，1000 Hz の音を入力すると 800 Hz の音が出力される．その 800 Hz の出力音圧が記録上は 1000 Hz の部位に示される．

d ┃ 指向性補聴器

　指向性補聴器では音源の方向によって入力音と出力音の差が異なり一定ではない．また，補聴器特性装置の中では音源の方向と補聴器のマイクロホンの位置関係を決定することはできない．便宜的には，2 つのマイクロホンのいずれか一方の音孔を閉じて特性を測定する．

　指向性補聴器の特性を音源の方向との関係で測定するには，音場において立体人体模型（ケマー）に補聴器を装着して測定を行わなければならない．

e ┃ 周波数変換型補聴器の特性

　補聴器特性装置は，補聴器から出る音のレベルを記録するが，必ずしも周波数は記録しない．周波数変換型補聴器では，マイクロホンに入力した音の周波数をより低い周波数に変換するが，その結果を正しく表示することはできない．

　具体的には，周波数変換型補聴器で，マイクロホンに 1000 Hz が入力されたときに，補聴器で 800 Hz 音に周波数が変換された場合，特性記録には，1000 Hz の部位にその出力が記録される．つまり，周波数変換型補聴器の利得周波数レスポンスには異なった特性が記録される．図1に示すように，周波数変換の比率が正しく動作していれば，その結果を換算して読みとればよい．

H 補聴器使用時の聴力

　本章では補聴器を調整した後の特性測定結果から補聴器使用時の聴力を推定する方法を記している．補聴器適合検査の指針(2010)に記載された「補聴器特性図とオージオグラムを用いた利得・装用閾値の算出方法」およびこれを引用した「補聴器販売店における補聴効果の確認法」に記載された「補聴器特性図とオージオグラムを用いた装用閾値の簡易推定法」に対応している．また，K-4 に示す補聴効果の評価法の基本となる部分である．

　補聴器フィッティングの現場では，難聴者に質問しながら補聴器の特性を変更することで得られる効果を判断する作業を反復する．本章の方法の特徴は，2000 Hz 以下では誤差が少ないので十分に信頼でき，実際に装用閾値を測定しなくても，その値を推定できるので，簡便で実用的なことである．

補聴器の周波数レスポンスは，周波数別に聴力をどの程度改善するかを示している．難聴の程度を示すもっとも一般的な方法は，オージオグラムであるので，周波数レスポンスからオージオグラム上に補聴器による聴力改善を記入して理解する．

a オージオグラム上の簡単な換算

補聴器の音響利得周波数レスポンスから補聴器使用時の聴力を求める簡単な方法を図1に示した．利得周波数レスポンスは，補聴器に 60 dB SPL の連続して周波数が変わる音を入力し，補聴器からの出力音のレベルを測定している．すなわち，補聴器の特性からの出力と 60 dB SPL の差を読みとり，オージオグラム上に記入すれば，それが補聴器使用時の聴力にほぼ相当する．

b 音響利得周波数レスポンスをオージオグラムに換算する意義

補聴器の適応決定にオージオグラムをもっとも重視する理由は，オージオグラムが難聴によるコミュニケーション障害を直接的に示していることによる（A-1 参照）．補聴器使用時の聴力をオージオグラム上に換算すれば，A-1 の**表1**に示す関係に従い，補聴器使用時のコミュニケーション能力を知ることができる．

c オープンイヤ・ゲイン(裸耳利得)と補聴器使用

補聴器適合検査の指針(2010)および補聴器販売店における補聴効果の確認法では，上記aの簡単な換算に加えてオープンイヤ・ゲイン(裸耳利得)を考慮することと，H-2で述べるヒトの耳と 2 cm³ カプラの感度差を考慮して補正することを提案している．

ヒトの耳介，外耳道には共鳴・集音効果があるが，補聴器を使用するとき，共鳴・集音効果が失われる(D-3 参照)．厳密には一端が開いた円筒形の管とみなせる外耳道の共鳴と，複雑な形の耳介による集音がオープンイヤ・ゲイン(裸耳利得)を生み出している．このオープンイヤ・ゲインによる音響利得は表1に示すとおりで補聴器使用時の聴力をオージオグラムに記入するときには，失われるオープンイヤ・ゲインの分だけ小さくすることになる(図2)．

ところで，補聴器使用によってオープンイヤ・ゲインが完全に失われるのは密閉型耳せんを使用する耳掛型補聴器である．CIC 補聴器では耳介による集音効果は失われない．また，オープンフィッティングの補聴器では外耳道共鳴は失われない．これらの補聴器ではオープンイヤ・ゲインの補正が過大になる．

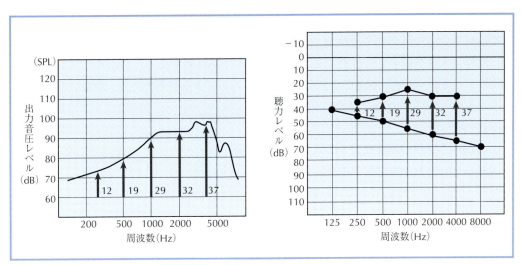

図1◆周波数レスポンスからオージオグラムへの簡単な換算

オージオグラムは 5 dB ステップの測定結果なので，5 dB ステップで丸めて記入している．

表1◆オープンイヤ・ゲイン（裸耳利得）

周波数（Hz）	250	500	1000	2000	4000
dB	0	1.5	2.5	12.0	14.5

〔補聴器適合検査の指針（2010）．Audiology Japan, 53：708-726, 2010〕

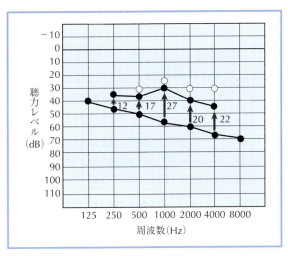

図2◆オープンイヤ・ゲインの補正

○は簡単な換算の結果（図1）を示す．

　周波数レスポンスからオージオグラムへの簡単な換算はH-1に記したが，厳密にはいろいろな要素が関連する．ここでは，関連する要素について述べるが，換算は大きな誤りがなければよく，5 dB ステップ程度でだいたいの傾向を理解すればよい．オージオグラム自体が自覚的応答による検査であり，測定誤差が5 dB であることなどがその理由である．

a｜2 cm³ カプラの測定とオージオメータの関係

　イヤホンの出力を測定する場合，補聴器用のイヤホンは，2 cm³ カプラで測定する．2 cm³ カプラはヒトの耳を容積で近似させているが，ヒトの耳とは音響特性が異なる．

　オージオメータに補聴器による出力を書き込む場合には，鼓膜面音圧を基準にして2 cm³ カプラから得た値をヒトの耳との感度差を考慮して換算する必要がある．表1の差の分だけ加えることになり図1の結果となる．

b｜オージオグラムに周波数レスポンスから得た値を記入する換算値

　より厳密には，上記aのヒトの耳と2 cm³ カプラの感度差の補正の他に，H-1 図2で述べたオープンイヤ・ゲイン（裸耳利得）を差し引かなければならない．両者を合わせると図2の結果となる．この結果はH-1 図1に対して表1の補正値を加えた結果に一致し，補聴器適合検査の指針（2010）に記載された「補聴器特性図とオージオグラムを用いた利得・装用閾値の算出方法」による結果である．

c｜補聴効果を理解するためのいろいろな方法

　本書では補聴器使用時の効果を理解するための方法として，オージオグラム上に補聴器使用時の聴力を換算する方法を記した．その理由は，難聴の診断，難聴によるコミュニケーション障害の診断をオージオグラムから行うことによっている．H-1 に記したように，補聴器使用時の聴力をオージオグラム上に換算して理解できれば，補聴状態をほぼ妥当に評価できる．

　他の方法として一般に使われるのは，会話音のレベルとスペクトラムを中心に考えて，補聴器使用で語音情報がどこまで聞きとれるかを図示する方法である．この考え方には，小さい会話音，普通の会話音，大きな声など，さまざまな会話音のレベルにおける難聴者の状態を理解しにくい欠点がある．

表1 ◆ 挿入利得算出のための補正値（裸耳利得を減算し，ヒトの耳と $2\,cm^3$ カプラの感度差を加算した値）

周波数（Hz）	250	500	1000	2000	4000
裸耳利得（dB）	0	1.5	2.5	12.0	14.5
ヒトの耳とカプラの差（dB）	3.5	4.0	5.5	8.5	9.5
補正値	3.5	2.5	3.0	−3.5	−5.0

〔補聴器適合検査の指針（2010）．Audiology Japan, 53：708-726, 2010〕

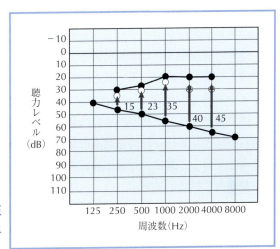

図1 ◆ ヒトの耳と $2\,cm^3$ カプラの感度差の補正

○印は簡単な換算の結果（H-1 図1）を示す．これに表の感度差を加える．

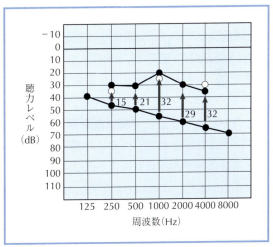

図2 ◆ ヒトの耳と $2\,cm^3$ カプラの感度差とオープンイヤ・ゲイン（裸耳利得）の補正

○印は簡単な換算の結果（H-1 図1）を示す．

H-3 補聴器の型による補正

H-1 および H-2 では，ヒトの耳と $2\,cm^3$ カプラの感度差および補聴器使用によるオープンイヤ・ゲインの消失について述べたが，さらにマイクロホン・ゲインを考慮することで，オージオグラムへの換算はより厳密になる．

実際の補聴器フィッティングでは，ここに記す換算は不要である．その理由の一つは D-4 で述べるポーラーパターンに示すように音源の方向で値が変わることである．一般的知識として理解しておけばよい．

a マイクロホン・ゲイン

補聴器のマイクロホンの位置によって，自由音場に比べて音圧が大きくなる現象があり，これをマイクロホン・ゲインという．マイクロホンの位置によって，外界の音がマイクロホンに入るときのゲインの周波数特性が異なるので，補聴器を使用しているときの聴力改善には，補聴器の形が関連する．

マイクロホン・ゲインと D-3 で示したオープンイヤ・ゲインを考慮した補聴器特性測定結果から補聴器使用時の聴力への換算結果を図示した．図1に利得周波数レスポンスから利得を読みとりオージオグラムに記入する簡単な換算結果を示している．図2に耳掛型補聴器，図3に耳あな型補聴器，図4にポケット型補聴器の換算結果を示した．

b 補聴器の特性測定から補聴器使用時聴力を求めることの限界

どのように厳密に換算を行ったつもりでも，結局は厳密さにおいて欠ける点がある．その理由は，補聴器特性測定に用いられる擬似耳は個人の耳と同じでないことである．ヒトの耳の物理的特性は，外耳道，鼓膜，耳小骨，鼓室腔，などの構造と空間によって決まっており，個人差が大きいことを忘れてはならない．結論として筆者は，補聴器フィッティングの現場では図1の簡単な換算を使用することが合理的であると考えている．

c コンピュータ上に補聴状態を表示する方法の限界

デジタル補聴器のフィッティング・ソフトウェアでコンピュータのモニター上に補聴効果を図示できるものがある（A-10 参照）．会話音のスペクトラムとレベルを図示し，これにそれぞれの補聴器使用時の聴取状態を重ねて示すものが一般的である．この場合にも上記 b に示したように，個人差が考慮されない厳密でないものが示されていることを忘れてはならない．

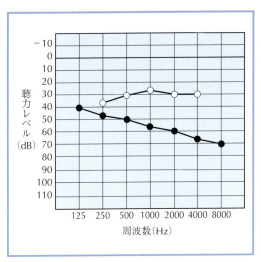

図1◆周波数レスポンスからの簡単な換算

H-1 **図1**で示した周波数レスポンスのオージオグラムへの簡単な換算．

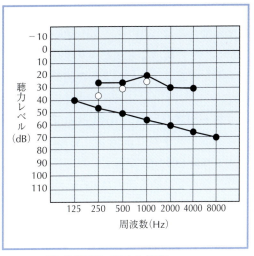

図2◆耳掛型補聴器の厳密な換算

ヒトの耳と 2 cm³ カプラの感度差を補正し，マイクロホン・ゲインを加え，オープンイヤ・ゲインを引いた換算の結果を示す．○印は簡単な換算の結果（図1）を示す．

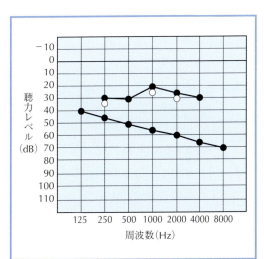

図3◆耳あな型補聴器の厳密な換算

ヒトの耳と 2 cm³ カプラの感度差を補正し，マイクロホン・ゲインを加え，オープンイヤ・ゲインを引いた換算の結果を示す．○印は簡単な換算の結果（図1）を示す．

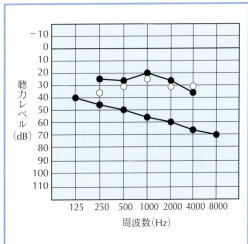

図4◆ポケット型補聴器の厳密な換算

ヒトの耳と 2 cm³ カプラの感度差を補正し，マイクロホン・ゲインを加え，オープンイヤ・ゲインを引いた換算の結果を示す．○印は簡単な換算の結果（図1）を示す．

　最大出力音圧レベルを最大出力音圧レベル周波数レスポンスから読みとり記入する場合には，dB HL と dB SPL の単位の置き換えが必要である．これには理解しやすい簡単な方法と，原理的に考えてより厳密な方法がある．いずれも個人差を考慮しないおおよその値であり，筆者は簡単な方法を使用している．

a｜オージオグラムの 0 dB とカプラ内音圧

　オージオグラムの 0 dB は，青年の正常聴力音の聴覚閾値の平均値であり，聴力レベル(dB HL)で表す．オージオグラムは気導受話器で測定した結果であるが，気導受話器の出力は 6 cm³ カプラで測定し，その値は表 1 に示すとおりである．

b｜オージオグラムへの簡単な換算

　オージオグラムの 0 dB は聴力レベル(dB HL)であるが，補聴器特性は音圧レベル(dB SPL)で測定されている(G-1，G-3 参照)．そこで，何 dB HL が何 dB SPL に相当するかを計算して記入すればよい．表 1 に示すようにオージオメータの 0 dB は 250 Hz で 27 dB SPL，500 Hz で 13 dB SPL，1000 Hz で 7 dB SPL，2000 Hz で 7 dB SPL，4000 Hz で 9.5 dB SPL であるので，この値を引けば簡単な換算ができる(図 1)．

　最大出力の換算では，補聴器から出る最大音のレベルを調べている．オープンイヤ・ゲインやマイクロホン・ゲインを考慮することは，周波数レスポンスから聴力改善を求める場合には必要であったが，最大出力をオージオグラムに記入する場合には考慮する必要はない．

c｜より厳密な換算

　オージオメータの校正は 6 cm³ カプラで行われるが，補聴器用イヤホンの出力は 2 cm³ カプラで測定される．オージオグラムに記入する場合には，オージオグラムの 0 dB HL を与える 2 cm³ カプラの測定値を利用するほうが原理的には正しい考え方である．

　換算のために減ずる値は，H-2 表 1 のヒトの耳と 2 cm³ カプラの感度差の値である．補聴器適合検査の指針(2010)では，こちらの考えを採用している．

d｜オージオグラムに換算した結果の解釈における注意点

　実際の難聴者の耳はカプラと異なることはもちろん，形態と物理的性状において個人差が大きい．したがって，補聴器の特性測定結果からオージオグラムに

記入する場合には，だいたいの値を記入していることを忘れてはならない．

表1 ◆ 0 dB HL に対応する 6 cm³ カプラ内音圧

周波数（Hz）	250	500	1000	2000	3000	4000	6000
dB SPL	27.0	13.0	7.0	7.0	8.0	9.5	12.0

（受話器 AD 02 を使用した場合）

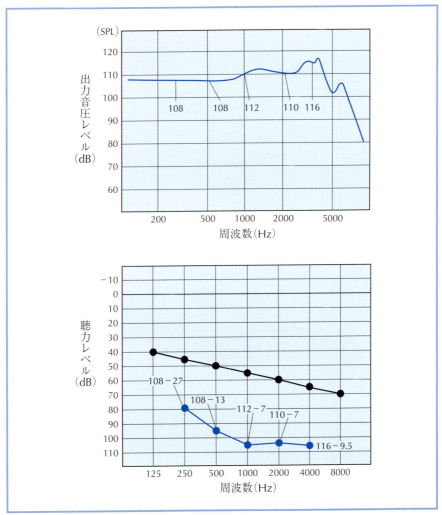

図1 ◆最大出力音圧レベル周波数レスポンスからオージオグラムへの換算
補聴器から出力される最大音をオージオグラム上に示すために，簡単な方法として dB SPL から dB HL への換算を行う．オープンイヤ・ゲインとマイクロホン・ゲインは考慮する必要はない．

補聴器の選択，調節と処方

本章では補聴器のフィッティングのはじめの段階における調節の原則について，補聴器の選択，利得の調節，最大出力の調節，周波数レスポンスの調節のそれぞれについて個別に述べている.

現在のフィッティング・ソフトウェアでは，器種を決定して聴覚閾値を入力すると利得，最大出力，周波数レスポンスが処方式によって決定される．このはじめの段階における調節が適切であるかを上記の原則に比べて判断し試聴を行う.

本章の後半では，I-5，I-6，I-7 に難聴者の特徴に注目したはじめの段階の原則について述べている.

耳鼻咽喉科医師(補聴器相談医)が難聴者を販売店に紹介する場合には補聴器に関する診療情報提供書によって個別の難聴者にとって重要な事項を記入して紹介する．補聴器の器種選択，調節について特別の指示がある場合には，本章に記した内容の一部または全体を指示する内容になる.

補聴器の処方では，もっとも基本的な機能である増幅度が第一に考慮される．次いで，聴覚保護と不快感の除去のための最大出力音圧が重要である．デジタル補聴器における雑音制御機能（雑音抑制および指向性）はその次に考慮する内容である．補聴器の型（外観）と価格も考慮すべき重要な要素である．

a 器種選択の優先順位

器種選択のためには，必要な音響利得，望ましい最大出力の目標値を実現できることが必要である．難聴程度に対応した適切な利得と最大出力の値を参考に，機能的に合致する器種選択を行う（A-5，I-2，I-3 参照）．

価格も補聴器を購入する立場からは重要である．利得と最大出力は必須の事項であるので，これらが適合する範囲で型（外観），さまざまな機能と価格の関係を説明して難聴者の納得の下に器種選択が行われるべきである．

b 型（外観）

耳掛型補聴器は機能と価格を考えた場合にもっとも効率がよい．カスタム補聴器では耳掛型補聴器より 5 万円程度高価格となり，CIC 補聴器ではさらに高価格となる．難聴者自身が十分に納得して決定することが望ましい．

耳あな型補聴器で得られる利得は耳掛型補聴器より小さい．利得（増幅度）は補聴器のもっとも基本的な機能であるので，難聴程度によっては耳あな型補聴器では効果が不十分な難聴者がいる．カスタム型補聴器では，ハウリングが利得を上げられない原因であるので，シェルを作る技術も利得の上限に関与する．

c 増幅方式

リニア増幅かノンリニア増幅かの選択では，利得調整器がついた器種でのノンリニア増幅が一般にすすめられる．利得調整器がない場合は，補聴効果が不十分な場合がありうる．たとえば，近い距離で声の大きい人と話をする場合と，やや離れた距離の声の小さい人の話を聞く場合には，ノンリニア増幅であっても利得調整器があるほうがよい（F-1 参照）．

CIC 補聴器では利得調整器を難聴者が操作できない器種があるが，難聴が比較的軽度でないと適合が難しい．

d 最大出力制御方式

最大出力制限は自動音量調整（AGC）で行う器種が望ましい．ピーククリッピング方式は高調波歪みを発生するので，低価格の器種が望まれる場合に選択

する（J-1 参照）．

e｜雑音抑制

　適応型雑音抑制機能は強大ではない雑音に対応し，うるささを減少させる効果がある．車の中，電車の中，雑踏などのうるさい環境で，補聴器を使い続けることができる（F-3参照）．

　適応型雑音抑制機能がない場合の雑音制御は，周波数レスポンスで低周波数帯の増幅を小さくすることが有効である．車のエンジン音，室内騒音の多くに対応できる．電車の中，雑踏などでは利得を下げること，またはスイッチを切ることが必要になる．

　適応型雑音抑制の有無は補聴器の価格と大きく関連するので，適正な判断が必要である．家庭内，静かな環境での会合における会話が中心の場合には必要としない．

f｜指向性

　指向性は，特にパーティーなどで特定の人の会話を聞く場合に他の人の会話音が雑音として働く環境で有効である．すなわち雑音抑制（ノイズ・リダクション）が対応できない状況に有効であることが特徴である（F-4 参照）．

　雑音がない状況で指向性補聴器を使用していると，前方からの音がよく聞こえ，後方からの音は小さく聞こえる．この効果は難聴者にとって長所にも欠点にもなる．後方や側方から話しかけられた場合に，指向性がある補聴器ではないものに比べて聞きとりにくい．難聴者によっては指向性の特徴を欠点であると感じる者もいる．

　指向性の補聴器は，同時に適応型雑音抑制機能を備えており，特別に高価格である．器種選択においては，指向性が必要かつ有効であることを確認し難聴者の納得を得る態度が望まれる．家庭内，静かな環境での会合における会話が中心の場合には必要としない．

g｜ハウリング・コントロール

　ハウリング・コントロールはできるだけ作動しないように，耳せん，シェル，最大出力音圧レベルなどを調整することがフィッティングの原則である．その上で，例外的に生ずるハウリングを抑えることになる（F-6 参照）．

　難聴が高度であるほど，補聴器の形が小さくイヤホンとマイクロホンの距離が近いほど，必要性は高くなる．

　補聴器の基本機能は音の増幅であり，これによって難聴者に会話音を聴取させる．補聴器のフィッティングにおいてもっとも重要な事項であり，処方に記入することが求められる．リニア増幅の補聴器では 60 dB SPL 入力時の利得を指示する．ノンリニア増幅の補聴器では 60 dB SPL 入力時の利得に加えて 90 dB SPL 入力時の利得を指示するとよい．

a 60 dB SPL 入力時の利得

　補聴器の利得は，普通の会話において話が理解できる補聴耳聴力を目標とする．難聴程度とコミュニケーション能力の関係からは，補聴器使用時に 35 dB HL の聴力になる値を必要な利得と指示すればよい（図1）．具体的には，50 dB HL の難聴者では 35 dB HL との差の 15 dB の利得，60 dB HL の難聴者では 25 dB の利得が適切である（A-1 参照）．

　利得の計算で平均聴力レベルを考え，補聴器の利得として 500 Hz，1000 Hz，2000 Hz の平均値を考える方法がよいと考えられるが，筆者は 1000 Hz の利得を指示している．3 分法による値との差は数 dB であり実質的には誤差範囲である．また，語音のレベルを難聴者が評価する場合，800 Hz から 1000 Hz の周波数帯のレベルで評価しているので，1000 Hz の利得を指示することには妥当性がある．

　ノンリニア増幅でもリニア増幅でも 60 dB SPL 入力時の利得は補聴耳が 35 dB HL の聴力になるようにすればよい．その理由は，60 dB SPL 入力時の値は 1 m 離れたやや小さい会話音に対応すると考えてよく（I-5 参照），この点についてはリニア増幅とノンリニア増幅の間で差はない．

b 90 dB SPL 入力時の利得

　ノンリニア増幅の場合には，90 dB SPL 入力時の利得を処方する．その目標値は表1に示すとおりである．

　聴力レベルから 90 dB SPL 入力時の利得を求める場合の考え方は，語音情報を十分に聴取できるために，最大出力制限装置によって出力が制限されても，自覚閾値上 30 dB 以上の音が聴取できることが必要であることを考慮することである．50 dB HL の難聴者を例にとると，80 dB HL の音が聞こえなければならない．dB HL と dB SPL の換算で約 10 dB を加えて 90 dB SPL の音が聞こえることが必要である．

　自覚閾値上 30 dB の音が聞こえることは，必要最低限である．オージオグラムの傾きを考慮すると，200 Hz から 6000 Hz の周波数帯すべてにおいて自覚

閾値上 30 dB の音を聞かせるためには，1000 Hz においては自覚閾値上 40 dB の音が聞こえる値がよいことになる（I-3 参照）.

c｜ノンリニア増幅による圧縮比

　60 dB SPL 入力時の利得と 90 dB SPL 入力時の利得を決定すると，その結果として圧縮比が決まる．たとえば 65 dB の難聴者で，60 dB SPL 入力時の利得を 30 dB とし，90 dB SPL 入力時の利得を 20 dB とすると，入力の増加 30 dB に対して出力の増加は 20 dB となる．圧縮比は 30 対 20 で 1.5 である.

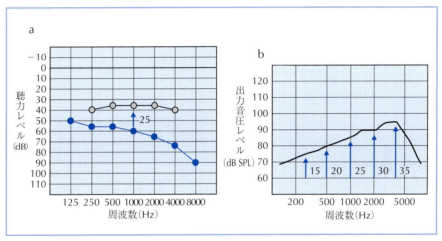

図1◆オージオグラムから求める適切な利得

オージオグラムで 1000 Hz の閾値は 60 dB HL であるので，補聴器の 1000 Hz の利得を 25 dB と処方する（a）．実際の適合する周波数レスポンスはさまざまであるが，b のように 1000 Hz の利得は 25 dB となる.

表1◆難聴の程度に対応した利得の処方

聴力レベル	60 dB SPL 入力時の利得	90 dB SPL 入力時の利得
〜 40 dB	10 dB	0 dB
〜 50 dB	15 dB	10 dB
〜 60 dB	25 dB	15 dB
〜 70 dB	30 dB	20 dB
〜 80 dB	40 dB	30 dB
85 dB 〜	45 dB	35 dB

90 dB SPL 入力時の利得はノンリニア増幅に適用する.

最大出力制限では，会話音情報を十分に聴取できることをもっとも重視する．聴覚の保護，不快感の除去に加えて，音質の改善も最大出力の調節では考慮する（A-5, J-2, J-3 参照）．

a 自動音量調整（AGC）による最大出力制限

語音情報はレベルとしてはピークから 30 dB の範囲で，周波数範囲としては 200 Hz から 6000 Hz の範囲にすべてが含まれる．最大出力音圧レベルと聴覚閾値の間には 30 dB の幅がなければ語音情報のすべてを聞くことはできない．したがって適切な最大出力音圧レベルの値は自覚閾値上 30 dB 以上である．

上記の考えは閾値上約 20 dB（ピークレベルは閾値上約 30 dB）の会話音にあてはまる．また，オージオグラムの傾きと語音の周波数スペクトラムは一致しない．このため閾値上 40 dB 以上であるほうが語音情報をすべて確実に聴取するために有効である（図1）．

会話音のレベルが大きくなると，会話音は最大出力音圧レベルに達し，さらに最大出力音圧レベルを上回る．この場合に自動音量調整（AGC）が作動すると増幅度が変化し，語音のピークが最大出力音圧レベルに一致するように調節される．高調波歪みを発生することはない（図2b）．

リニア増幅であってもノンリニア増幅であっても上記の基本的考え方に差がない．なお，ノンリニア増幅では，電子回路における AD 変換の前段に補聴器に入力する音の上限を定める電子回路（85 dB SPL 程度が上限であることが多い）があるので，増幅回路の後段で強大音が出力されることは少なくなる．

b ピーククリッピングによる最大出力制限

会話音のレベルが大きい場合に最大出力音圧レベルが低いと，増幅された会話音のレベルの高い部分は増幅されず高調波歪みを発生させる．高調波歪みは音質を劣化させ，ピーククリッピングの程度が大きいと明瞭度を低下させる．このため，適切な最大出力音圧レベルの値は AGC の場合に比べて高い値となる（図2c）．

c 平均聴力レベルに対応した適切な最大出力音圧レベル

平均聴力レベルに対応した適切な最大出力音圧レベルは A-5 の表1に示すようである．表の値は臨床例の適合結果を考慮した値である．さらに最大出力音圧レベルは，上記の会話音情報に加えて，聴覚保護，不快感の除去および音質の改善の観点から調整され決定される．

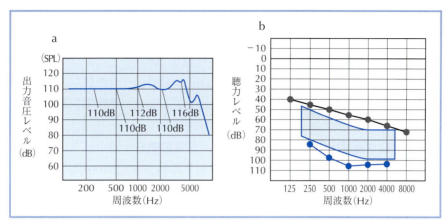

図1◆適切な最大出力音圧レベル

a に示す最大出力音圧レベルは適切である．b のオージオグラム上に補聴器から出力される最大音を記入し，さらに増幅された語音情報を記入すると，30 dB のレベル差をもつ語音情報はすべて聴取できる．

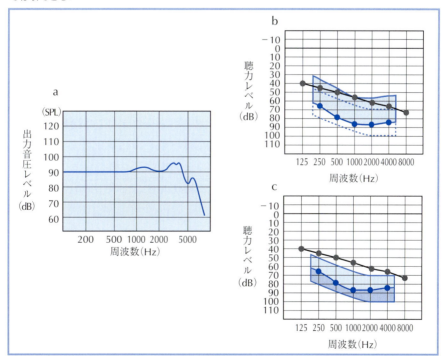

図2◆低すぎて不適切な最大出力音圧レベル

a に示す最大出力音圧レベルは低すぎて不適切である．b および c のオージオグラム上に補聴器から出力される最大音を記入すると，閾値との間で 30 dB の差がない．b は AGC による最大出力制限の場合を示す．語音の増幅は小さくなり，レベルが低い語音情報は聴取できない．c はピーククリッピングによる最大出力制限の場合を示す．出力の上限を越えた部分はクリッピングのため出力されず高調波歪みが発生する．

周波数レスポンスの処方を確定的に行うことは，アナログ補聴器においてもデジタル補聴器においても実際的ではない．その理由は，オージオグラムから適合する周波数レスポンスを求めることは信頼性が低いことによっている．適合する可能性が高い周波数レスポンスを処方し，最終的な周波数レスポンスの調整は問診による調整とアフタケアにおける修正によって決定するとよい．

a | アナログ補聴器における周波数レスポンスの処方

アナログ補聴器における周波数レスポンスの処方は，310 Hz から 2500 Hz の 3 オクターブで 15 dB の傾きをもつ軽度の高周波数帯強調の特性を指示する．最終的な調整は，補聴器を装着して行う問診やアフタケアにおける調整に任せるとよい．

その理由は，図 1 に示すように適合する周波数レスポンスの平均値はオージオグラムの傾きにかかわらず上記の特性であることによっている．また，図 2 に示すように，適合した周波数レスポンスは軽度の高周波数強調の特性の頻度が高く，オージオグラムとの関連は低い．

b | デジタル補聴器における周波数レスポンスの処方

デジタル補聴器における周波数レスポンスの調節は，フィッティング・ソフトウェアによって行われる．フィッティング・ソフトウェアでは会話音に相当する 70 dB SPL，大声に相当する 90 dB SPL，小さい声に対応する 50 dB SPL の周波数レスポンスをそれぞれに指定する考え方が採用されている．ところが現在のフィッティング・ソフトウェアによる処方結果は，製造販売業者によって大きく異なっている．

実際の処方においては，普通の会話音に対応するものとしてアナログ補聴器と同様に軽度の高周波数強調の特性を処方するとよい．

c | 会話理解能力を高めるための周波数レスポンスの調節

会話音を弁別するための情報は 1600 Hz から 4000 Hz の間に多く含まれている．このため，1600 Hz から 4000 Hz を強調する周波数特性は明瞭度改善を得やすい特性である．

会話理解能力を高める周波数レスポンスと音質を改善する周波数レスポンスの間には直接的な関連はない．明瞭度がよい患者では音質改善を中心とし，明瞭度が悪い患者では明瞭度改善を重要視する（I-7，J-9 参照）．

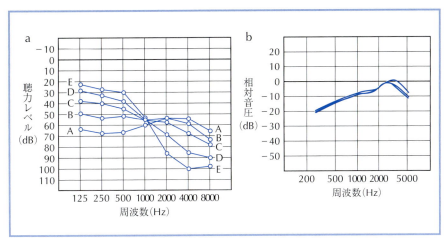

図1 ◆オージオグラムの傾きと適合する周波数レスポンスの関係

308例の感音難聴者について250 Hzと4000 Hzの閾値差でオージオグラムをA群からE群に
分類すると，症例数はA群20例，B群105例，C群131例，D群41例，E群11例であった(a)．
A群からE群のそれぞれに適合する周波数レスポンスを重ね書きすると一致し(b)，オージオグ
ラムの傾きと適合する周波数レスポンスに関連を認めない．

〔小寺一興：補聴の進歩と社会的応用．p18，診断と治療社，2006〕

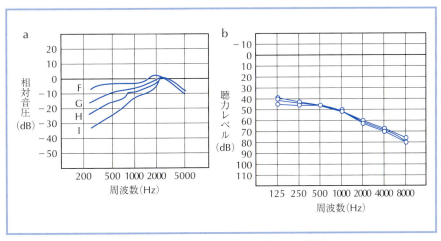

図2 ◆オージオグラムの傾きと適合する周波数レスポンスの関係

276例の感音難聴者について適合した周波数レスポンスの傾きでF群からI群に分類すると，症
例数はF群23例，G群79例，H群129例，I群45例であった(a)．F群からI群のそれぞれに
対応するオージオグラムを重ね書きすると一致し(b)，オージオグラムの傾きと適合する周波数
レスポンスに関連を認めない．

〔小寺一興：補聴の進歩と社会的応用．p18，診断と治療社，2006〕

67 S 語表を用いた語音明瞭度曲線に基づく補聴器処方は，補聴器の目的が会話を理解することであるので，もっとも直接的である．普通の会話音をどの程度に増幅して聞くか，大声にはどの程度の増幅にするかなどを，語音明瞭度すなわち会話理解能力との関連で直接的に考えることができる（F-1 参照）．

a 語音明瞭度曲線と会話音レベル

会話音は 1 m 離れた普通の会話音で 60 dB SPL である．時間平均音圧レベル 60 dB SPL の会話音を単音節明瞭度検査の語音レベルに換算すると 65 dB SPL が対応する．語音聴力検査の 0 dB HL は日本語では 14 dB SPL である．以上の結果から，語音聴力検査における普通の会話音は 50 dB HL に対応する．

大声は，自分自身が話す大声では，叫ぶような声で普通の会話音より約 25 dB 大きい．耳元で話される声も大声であり時間平均音圧レベル 85 dB SPL に相当する．単音節では 90 dB SPL となり，大声は語音聴力検査における 75 dB HL に対応する（図 1）．

b 語音明瞭度と会話理解能力から判断する必要利得

語音明瞭度と会話理解能力は，日常会話については語音明瞭度が 80 ％以上であれば良好であり，60 ％以上であれば可能である．補聴器適合との関連では，普通の会話音が 60 ％以上の明瞭度で聴取できることが望まれる．図 2 に示すように語音明瞭が 60 ％を越える語音聴力レベルの数値を読みとり，この数値から 50 を引いた値（図 2 a）が 60 dB SPL 入力時の必要な利得となる．

c 語音明瞭度曲線から判断する最大出力音圧レベル

語音明瞭度曲線から 90 dB SPL 入力時の利得を求める方法は，最高明瞭度を示す最大のレベル値（検査音が割れて聞こえ明瞭度が低下するレベルよりやや低い値）から 90 dB SPL を引いた値が処方する利得である．語音聴力検査では，語音聴力レベル 0 dB は約 15 dB SPL であるので，語音明瞭度曲線で最高明瞭度を示す最大のレベル値（dB HL）から 75 dB を引いた値がその値となる．

d 最高語音明瞭度が低い例における処方

最高語音明瞭度が 60 ％以下と低い例では上記の原則をあてはめることはできない．語音明瞭度曲線で会話を聞かせる範囲を考えて圧縮率が高いノンリニア増幅の補聴器を処方することで対処する．

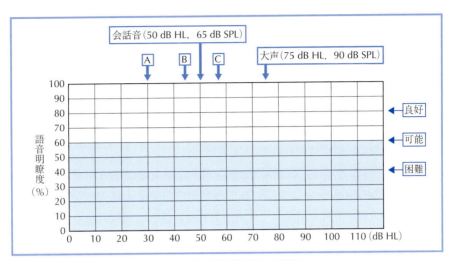

図1 ◆ 語音聴力と会話音レベルおよび会話理解能力の関係

語音聴力検査の検査音レベルと会話音レベルの関係は以下のとおりである．1 m の距離の普通の会話音＝50 dB HL，大声＝75 dB HL，小さい声＝30 dB HL（A），やや小さい会話音＝45 dB HL（B），やや大きい会話音＝55 dB HL（C）．また，会話理解能力について日常会話では 60 ％以上で可能であり，80 ％以上で良好である．

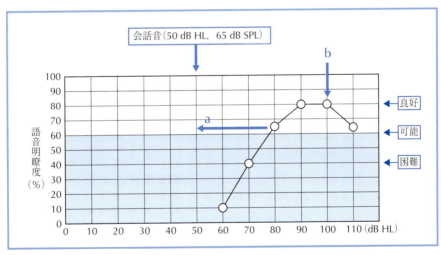

図2 ◆ 語音明瞭度曲線から求める適切な利得と最大出力

普通の会話理解には語音明瞭度 60 ％以上が望まれるので，50 dB HL すなわち 65 dB SPL 入力時の利得は 30 dB が望ましい（a）．語音明瞭度曲線は 100 dB HL が最高明瞭度を与える最大音なので（b），最大出力音圧レベルは 100 dB HL すなわち 115 dB SPL が望ましい．

オープンフィッティングの補聴器は，耳を密閉しないで使用できる補聴器である．補聴器を使いはじめた日から，装着していることをほとんど忘れることができる．オープンフィッティングの補聴器では，ハウリング・コントロールの機能が必須であり，この機能が進歩したことで可能となった補聴器である．ただし，2000 Hz 以上の高周波数帯の増幅のみが可能である．より低い周波数帯まで増幅しなければならない難聴者では，小さいベントの密閉型耳栓が必要で，使用感がよい利点は失われる（A-9 参照）．

a オープンフィッティング補聴器の外耳道内の音圧と音の増幅

補聴器を装着して耳を閉鎖し，電源を入れない場合の裸耳利得を図1に示した（D-3 参照）．オープン型耳せんの補聴器の裸耳利得は，補聴器を装着しない場合とほとんど変わらないので，補聴器を装着している感覚が弱くなり使用感がよい．CIC 補聴器（超小型カスタム補聴器）では，図1に示すように外界の音を 10 dB ほど遮蔽する．密閉感を避けるために一般に用いられるカスタム型補聴器または耳せんに開くベントとして，直径 1.5 mm のベントをつけても図1に示すとおりで裸耳利得は改善しない．

b オープンフィッティング補聴器で採用されているハウリング抑制

ハウリング抑制では，増幅器からイヤホンに出力されるデジタル信号とマイクロホンから入力し A/D 変換器で変換されたデジタル信号を比較する．ある周波数で強い正弦波があり両者が一致していればそれは帰還信号（フィードバック）であると判別できる．帰還信号が増幅器に入る前の段階でキャンセルすれば（帰還信号と逆位相のデジタル信号を作り加える），ハウリングを抑制できる．この方法で安定してハウリングを抑制でき，図2に示すように 10 dB 以上であることからオープンフィッティングが可能となった．

c オープン型耳せん使用の補聴器の効果

オープン型耳せんは，大きなベントと同じ効果がある．補聴器のベントは密閉感を除く効果があるが，同時に低音域の利得を上げられなくなる．図2a にオープン型耳せんの補聴器で得られる利得と周波数の関係を示した．図2b に示すように，1000 Hz 以下の利得を上げるためには，オープン型耳せんは使用できず，イヤモールドを耳せんとして用いなければならない．

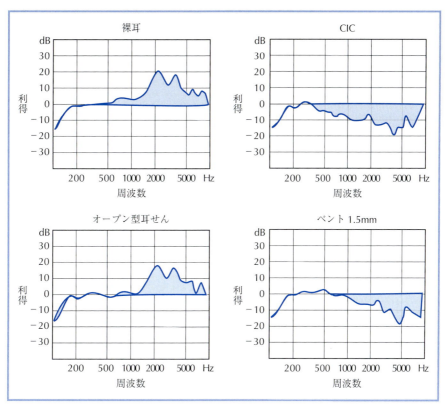

図1 ◆ 補聴器使用時の裸耳利得

オープン型耳せん(図左下)では裸耳と同じ裸耳利得がある．CIC補聴器(図右上)では裸耳利得が小さくなり，ベントをつけても(図右下)裸耳利得の減少は残る．

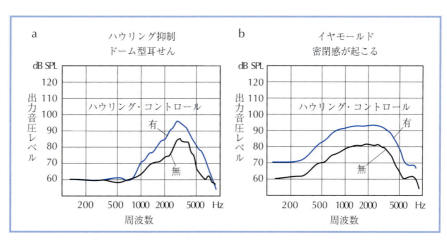

図2 ◆ ハウリング・コントロールの効果

a：オープン型耳せん(ドーム型耳せん)．b：密閉型イヤモールド．

感音難聴の患者では，内耳有毛細胞および聴覚神経系の障害のために最高語音明瞭度は低下し，さまざまな音の音質は劣化して聞こえ，ラウドネスに敏感になる．患者は聴力悪化前の聞こえ方を補聴器に期待するが，内耳と神経系の障害を補うことはできない．補聴器の効果の限界を説明し納得を得ることが必要である．補聴器の効果の目標を，難聴者の障害にあわせて，コミュニケーション能力の改善および音質の改善の両者についてあらかじめ定め，患者にも説明することが望まれる．

a｜中等度難聴で最高語音明瞭度がよい例

最高語音明瞭度が80％以上と良好な例では，コミュニケーション能力の目標は，会話を正確に理解でき，他の仕事をしながらでも会話が理解できることである(図1)．音質については，違いを評価する能力は高い．補聴器を長時間常用できるよう，周波数特性で好みの音質に調節する．補充現象によるラウドネスの増加への不満は少ないことが多い．経済的余裕があれば，うるささを制御する機能は有効である．

b｜中等度難聴で最高語音明瞭度が比較的よい例

最高語音明瞭度が60％から80％と比較的良好な例では，コミュニケーション能力の目標は，注意して顔を見て話をする場合には聞き直しがほとんどいらないことである(図2)．普通の会話音が十分な大きさで聞けるように利得が十分であることが必要である．周波数特性は高音強調が明瞭度改善に望ましい．音質については違いを識別する能力は高くなく，補充現象に伴うラウドネスに敏感である．最大出力とノンリニア増幅の圧縮比を適切に調節する．

c｜中等度難聴で最高語音明瞭度が悪い例

最高語音明瞭度が60％以下と不良な例では，補聴器を適合させても聴覚のみで会話を正しく理解することはできない(図3)．補聴の目標は，話者の口を見ながら会話を行う能力を高めることである．高周波数強調の特性をできる限りで採用し，両耳補聴で会話理解能力をできるだけ高めることが目標になる．音質の評価能力は低く，補充現象に伴う強大音に対する不快感も比較的少ない．

d｜高度難聴

高度難聴では最高明瞭度は40％を越えることはほとんどないので，読話，メモの併用を行いながら会話を行う(図4)．会話音をできるだけ聴取できるよ

う十分な利得で補聴器を使えることが目標となる．ラウドネスの変化が語音弁別で重要なことが多いので，ノンリニア増幅の圧縮比を高すぎないようにする．音質を区別および評価する能力は低い．

e｜軽度難聴

　軽度難聴者では，日常生活で補聴器が必要な場合は少なく，会議や習い事の会合で声が小さい人の話を聞くために使用する．オープンフィッティングの補聴器も有効である（A-9，I-6 参照）．補聴器使用によって小さい雑音が聞こえるようになるので，雑音抑制（ノイズ・リダクション）機能を備えた器種が経済的余裕がある場合にはすすめられる（F-7 参照）．

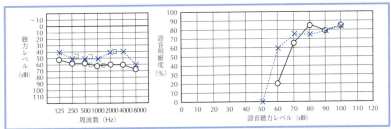

図1◆中等度難聴で最高語音明瞭度がよい例

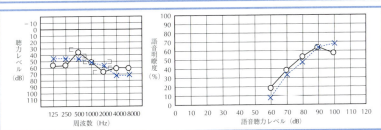

図2◆中等度難聴で最高語音明瞭度が比較的よい例

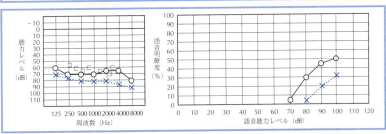

図3◆中等度難聴で最高語音明瞭度が悪い例

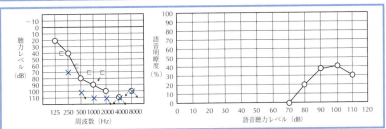

図4◆高度難聴

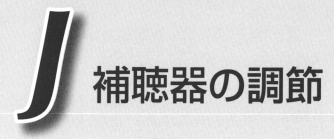

J 補聴器の調節

　本章では I 章に示したフィッティングのはじめの段階における調節を行い難聴者が試聴したのちの，次の段階の調節について記している．

　フィッティングの終わりの段階では，装用感の改善のために音質を難聴者の好みに合わせることになるが，これには利得と最大出力と周波数レスポンスの組み合わせで対応する．音質の調節については J–7 から J–9 で詳しく述べている．

J-1 最大出力調整の種類

　最大出力調整の種類には，アウトプット・コンプレッションとピーククリッピングがある．アウトプット・コンプレッションでは，高調波歪みは生じないが，時間経過において振幅歪みが生じる．ピーククリッピングでは，高調波歪みが生じるが，時間的な歪みは生じない．

a｜アウトプット・コンプレッション（output compression：出力圧縮）

　補聴器の出力の段階で AGC（automatic gain control：自動音量調整）回路を作動させて補聴器からの最大出力音圧を調整する．AGC リミッターともいう．AGC には，作動時間（アタックタイム）と持続時間と解除時間（リリースタイム）がある．AGC 回路が動作中は補聴器の利得が小さくなった状況になっている．AGC 回路による最大出力調整器は，補聴器メーカーによって AGC，ALC などと表示されている（図1）．

　AGC 回路の利点は，高調波歪みが少ないことである．欠点は作動時間の間と解除時間の間に利得が変動するかたちになることである．

　作動時間は一般に数 msec から数十 msec である．大声の会話開始には子音の部分で AGC が作動し，音声波形が振幅歪みを受けるが，明瞭度を低下させることはほとんどない．解除時間は一般に数十 msec から数百 msec である．

　アウトプット・コンプレッションの欠点は，会話音の大きさの変化が不自然

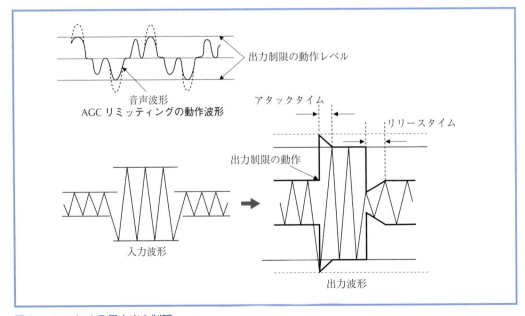

図1 ◆ AGC による最大出力制限

に聞こえることである．具体的には，解除時間が長く会話中に他の大きい音があるとき言葉がとぎれたように聞こえる．また，作動時間と解除時間が共に短いと会話音が弾んだように聞こえることがある．

アウトプット・コンプレッションによって最大出力を制御する場合は，前述の欠点を患者が自覚するかどうかを問診して，作動時間と解除時間の適切さを確認する．

b ピーククリッピング（peak clipping）

ピーククリッピングの動作は，図2に示すとおりである．作動は同時的である．ピーククリッピングの欠点は，高調波歪みが生じて，会話音が不明瞭になり，高周波数の雑音が聞こえることである．

ピーククリッピングによる最大出力調整器は，利得調整器と連動することが多い．具体的には，最大出力を低く制限すると，利得調整器の位置が同じでも，利得が小さくなる．これは，ピーククリッピングによる歪みの発生を小さくする効果があるが，利得不足を引き起こす危険がある．

ピーククリッピングによる最大出力調節は，補聴器メーカーによってMOP，PC，MPOなどと表示されている．

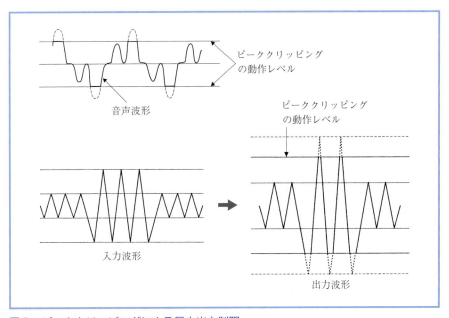

図2 ◆ ピーククリッピングによる最大出力制限

最大出力調整の目的は，聴覚の保護と不快感の除去である．いずれも補聴器調整の基本事項である．

a 聴覚保護の観点からみた最大出力レベルの上限

平均聴力レベルが70 dB 以内では，適切な最大出力音圧レベルの上限は110 dB SPL であり，80 dB 以内では最大出力音圧レベルの上限は120 dB SPL である．この範囲であれば，一般に聴覚の保護が十分実現される．また，会話音情報を十分な範囲で聞きとることができる．

平均聴力レベルが95 dB となると，会話音情報を十分聞くためには130 dB SPL 程度の最大出力が望ましい．しかし，130 dB SPL の最大出力は，常に難聴の進行に配慮が必要な値である．

平均聴力レベルが120 dB HL になると，最大出力音圧レベルが130 dB SPL ではほとんど音が聞こえないので，135 dB SPL または140 dB SPL が必要となる．このような場合には，聴覚保護に最大限の注意が払われなければならない．

b 不快感の除去の観点からみた最大出力音圧レベル

難聴者は強大音による不快感にたいへん敏感である．一般に，補聴器をつけていても決して強大音による不快を感じない状態が望まれる．しかし，実際には，会話音がよく聞きとれるレベルとややうるさく感じるレベルがほとんど同じレベルの難聴者がいる．難聴が高度になるほどこの傾向は強くなる．

補聴器フィッティングの際には，補聴器を適合した後，利得調整器を十分会話が聞きとれる位置にして，耳元で拍手をするとか，食器をぶつけるなど強い衝撃音を聞かせて調節が適切であるか否かを確認する（I-3，J-8 参照）．

c 難聴による障害と不快レベル（閾値）

内耳の病変が中心の感音難聴では，一般に不快レベルが低い．具体的には，メニエール病の発作期，突発性難聴後の数ヵ月などでは特に不快レベルは低い．このような病態の場合は，一側性であれば補聴器を使用しないほうがよい（L-2 参照）．

後迷路性難聴の病変が主体の場合には，一般に不快レベルが高い．病的聴覚疲労に伴う現象である（L-1 参照）．具体的には，老人性難聴で聴力閾値に比べ

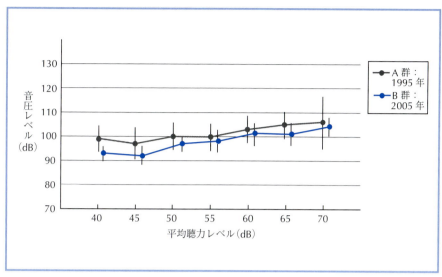

図1◆聴力レベルに対応した最大出力音圧レベルの実態

平均聴力レベルに対応した最大出力音圧レベル（500 Hz，1000 Hz，2000 Hz の平均値）．A 群は
アナログ補聴器の値を示し，B 群はデジタル補聴器の結果を示す．縦棒は1標準偏差を示してお
り，実際の難聴者で認められる範囲は2倍(2標準偏差)の幅がある．
〔小寺一興：補聴の進歩と社会的応用. p 7，診断と治療社，2006〕

て語音明瞭度が低い患者では不快レベルが高い．このような難聴者では，不快
でない範囲に調整すると，聴覚保護の観点から高すぎる最大出力音圧レベルに
なる．上記 a で記した聴覚保護の観点からみた上限の範囲に最大出力をとどめ
るほうが安全である．

　伝音難聴と混合難聴では，伝音機構の障害があるので最大出力を高くしても
難聴進行の危険は少ない．しかし実際には，感音難聴に比べて約5 dB 高い値
が適切なことが多い．

d｜平均聴力レベルと適切な最大出力音圧レベル

　実際の難聴者に補聴器を適合して得た適切な最大出力音圧レベルの値を図1
に示した．平均聴力レベルが同一でも，適切な最大出力音圧レベルの値は約
10 dB の幅がある．A-5 の**表1**の値はほぼこの図の値である．不快感，音質，
明瞭度を考慮して適切なレベルに調節する（J-3，J-8 参照）．

　最大出力制限は，会話音のレベルが高かったり，補聴器の利得が大きいと，会話音が補聴器の最大出力レベルに達して影響を受ける．

　一般に，アウトプット・コンプレッションでは明瞭度低下の作用は少ない．ピーククリッピングでは，ダイナミックレンジが狭い難聴者では明瞭度を改善させ，次に明瞭度を低下させる．このように，最大出力制限の方式によって，その影響は異なっている．

a｜アウトプット・コンプレッションによる最大出力制限と明瞭度

　アウトプット・コンプレッションまたは AGC リミッターは，補聴器の利得調整器を動かしたような動作をする．作動時間と解除時間の間に会話音は変化を受ける．作動時間は数 msec から数十 msec であり，音節の母音部分に影響する．単音節の場合には作動時間はほとんど明瞭度に影響しない．解除時間は単音節の場合には語音がない状態にあるので，明瞭度に影響しない．

　連続発声される多音節では，解除時間は先行する母音によって動作している AGC 回路が増幅を小さくする．リリースタイムが長いとレベルが低い子音部分でも増幅度は母音に対応した程度のままである．しかし，AGC リミッターが動作する場合の語音のレベルは高いので，明瞭度を低下させることはほとんどない．

　ノンリニア増幅による多音節語の増幅は F-2 に記したとおりである．アウトプット・コンプレッションによる出力制限が多音節語に作用する場合は，最大出力音圧レベルでノンリニア増幅と同じ現象が出現する（F-2 参照）．

b｜ピーククリッピングによる最大出力制限と明瞭度

　ピーククリッピングでは音声波形の振幅の大きい部分が制限され，高調波歪みが生じる．高調波歪みは語音明瞭度の低下を引き起こす．

　ピーククリッピングによる明瞭度の低下については，どの程度のクリッピングがどの程度に明瞭度を低下させるかの判断が必要である．

　軽・中等度難聴では，単音節の明瞭度は 20 dB のクリッピングではじめて明瞭度が低下する．重・中等度難聴では，単音節の明瞭度は 10 dB のクリッピングで明瞭度が低下する（図1）．

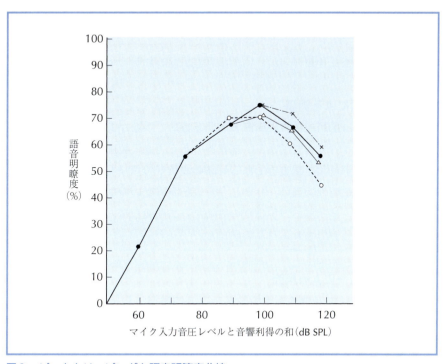

図1◆ピーククリッピングと語音明瞭度曲線

●は最大出力 120 dB SPL でピーククリッピングを受けない条件の明瞭度曲線を示す．×は最大
出力 110 dB SPL，△は最大出力 100 dB SPL，○は最大出力 90 dB SPL である．○の条件では，
マイク入力音圧レベルと音響利得の和が 100 dB SPL で 10 dB クリッピングされ，110 dB SPL で
20 dB クリッピングされ，120 dB SPL で 30 dB クリッピングされる．ピーククリッピングによる
明瞭度の低下は 20 dB のクリッピングで発生する．

〔広田栄子，小寺一興：補聴器の最大出力音圧の語音明瞭度への影響．耳鼻咽喉科臨床，77：793-801，
1984〕

c │ ピーククリッピングによる最大出力制限と音質

　最大出力音圧の調整は音質に影響する．この場合に考えることは，一般に補
聴器から聞こえる音が"キンキンする感じ"，"不自然な感じ"，"音量が足りな
い感じ"，"はっきりしない感じ"の 4 つの音質からどのようであるかという観
点と（J-8，J-9 参照），音がピーククリッピングなどで高調波歪みが生じた場合
に，音質がどのように感じられるかという視点が必要である．語音がピークク
リッピングで歪むと"不自然な感じ"および，"はっきりしない感じ"になる．

周波数レスポンスの調整は，音質調整器，イヤモールド，音響ダンパー，イヤホンの変更，マイクロホン部の調節などで行うことができる．一般に，音質調整器による調整と音響ダンパーによる調整が行われる．

a 音質調整器による調節

音質調整器には低周波数帯の調節と高周波数帯の調節がある．低周波数帯の調整は補聴器にとって重要である．補聴器をある程度の範囲の難聴者に適合させようとすると不可欠の調整器である．高周波数帯の調整器は低周波数帯の調整器に比べれば重要性は低い．しかし，音質と明瞭度の両面から高周波数帯の微調整は有用で，補聴器の器種選択の段階で，高周波数帯の調整が可能な器種の選択を行うことが望まれる（J-9 参照）．

b 音響ダンパーによる調節

音響ダンパーは中音域の周波数レスポンスの調節に用いられる．具体的には，耳掛型補聴器に認められる導音管による 1000 Hz から 2000 Hz のピークを除去する目的で使用される（図1）．耳掛型補聴器のフィッティングには必須である．音響ダンパーは 1 年に 1 回くらいの頻度で交換することが望ましい．

c イヤモールドによる周波数レスポンス調節

イヤモールドを変化させることで周波数レスポンスを変更することができる．ベント，イヤモールドの長さ（チューブの長さ），チューブの直径などを修正する（表1）．特にベントの修正は周波数レスポンスの調整上重要である．

d その他の手段による周波数レスポンス調整

イヤホン変更による周波数レスポンスの調整は，ポケット型補聴器で行われる．ポケット型補聴器のイヤホンは，出力が高く周波数帯が狭いもの，出力と周波数帯が標準のもの，出力が低く周波数帯が広いものの 3 種類がある．対象患者に合わせて選択する．

マイクロホンカバーによる周波数レスポンスの調整は，カスタム補聴器で行われる．高周波数帯の調整を行うことができ，紙の音や食器の音が不快な場合に有効である．

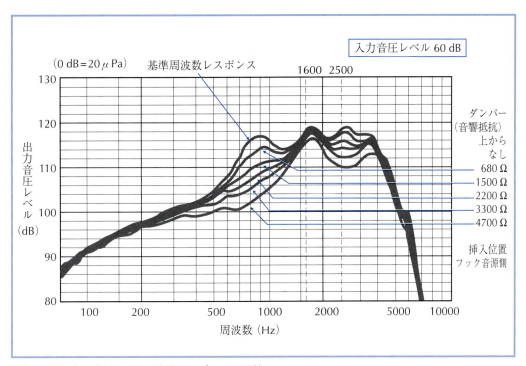

図1 ◆ 音響ダンパーによる周波数レスポンスの調節

表1 ◆ イヤモールドの修正と音響効果

イヤモールドの修正		低音域の利得への影響	高音域の利得への影響
ベント	小さいベント	やや減少	なし
	大きいベント	大きく減少	なし
イヤモールドの外径	外耳道深く	レベルが増加	
	外耳道浅く	レベルが減少	
チューブの長さ	長いチューブ	増加	なし
	短いチューブ	やや減少	なし
チューブの直径	太い内径	なし	増加
	細い内径	やや減少	大きく減少

　周波数レスポンスの調整は患者を問診しながら適切なものを求める方法がよい．調整の最初の段階で周波数レスポンスをどのようにするかには，規定選択法，選択的増幅法，各メーカーのフィッティング・ソフトウェアによる方法がある．オージオグラムから適切な周波数レスポンスを求める計算式は選択的増幅法によるものであるが，そのままで調節を加えなければ，実際の難聴者には適さないことが少なくない(I-4 参照)．

a｜補聴器使用開始時の原則

　難聴者は，補聴器を使用しない状態での聞こえ方が慣れた基本的な聞こえ方である．最初に補聴器を使う場合には，同じ音質で大きく聞こえることを目標とする．この目標を実現する周波数レスポンスは一定で，補聴器使用で失われるオープンイヤ・ゲインを補う特性である．具体的には，2000 Hz から 3000 Hz を強調した特性である．

　内耳の構造から，低周波数はレベルが高いと，内耳全体を刺激するので不快感の増加や語音明瞭度の低下を起こしやすい．これを避けるために 1000 Hz 以下はオクターブあたり 6 dB から 9 dB の軽度の低音抑制とする．

　この原則は I-4 に示した多数の臨床例の結果に一致している．

b｜補聴器使用者における器種変更時の原則

　難聴者は使用中の補聴器の周波数レスポンスで会話音を聞いている．周波数レスポンスの極端な変更は会話音の聞きとりを悪化させる可能性が高い．ただし，器種変更に伴い，より明瞭度を改善できれば好ましい．具体的には，従来のものと似た特性で，少し高音強調である特性，または，少し周波数帯が広い特性を試みる．

c｜周波数レスポンスの調整

　周波数レスポンスの調整は，前述の特性ではじめ，患者の印象に応じて調整を行う．より自然に聞こえ，より会話音が明瞭に聞こえる特性を求める．語音明瞭度を改善する周波数レスポンスの調整は，一般には，高音強調の特性である(J-9，O-7 参照)．

表1 ◆ 選択的増幅法の挿入利得の処方式

ハーフ・ゲインルール		3 DM	
500 Hz	HL/ 2	500 Hz	HL×0.65−15
1000 Hz	HL/ 2	1000 Hz	HL×0.75−15
2000 Hz	HL/ 2	2000 Hz	HL×0.75−15
4000 Hz	HL/ 2	4000 Hz	HL×0.75−15
POGO		NAL	
250 Hz	HL/ 2−10	250 Hz	HL×0.31−17+X
500 Hz	HL/ 2−5	500 Hz	HL×0.31−8+X
1000 Hz	HL/ 2	1000 Hz	HL×0.31+1+X
2000 Hz	HL/ 2	2000 Hz	HL×0.31−1+X
4000 Hz	HL/ 2	4000 Hz	HL×0.31−2+X

$X = (500\ \text{Hz HL} + 1000\ \text{Hz HL} + 2000\ \text{Hz HL}) \times 0.05$

d｜オージオグラムから周波数レスポンスを求める処方式

　オージオグラムから周波数レスポンスを求める処方式は，補聴器適合上魅力的な考え方であり，選択的増幅法という．その計算法は表1に示すようにいろいろ提案されている．フィッティング・ソフトウェアを用いたデジタル補聴器の調節では，それぞれのメーカーが何らかの処方式で周波数レスポンスを決めている．

　しかし，会話音は閾値上の大きな音で聞きとるのに対して，オージオグラムはかろうじて聞こえる閾値を求めた結果である．また，オージオグラムが同一でも内耳の有毛細胞の障害は一致しないことが知られている．さらに，オージオグラムが同一でも患者によって異聴マトリックスが異なること，また，逆にオージオグラムが異なっても異聴マトリックスが似ている場合も知られている（O-3，O-5 参照）．

　オージオグラムから処方式で適切な周波数レスポンスを求めることは原理的にできない場合があることを認識した上で(I-4，L-4 参照)，補聴器調整のはじめの段階で利用する場合には，簡便で合理的な方法の1つである．

補聴器の利得調整には，利得調整器が1つのもの，主利得調整器と副利得調整器の2つがあるもの，利得調整器をねじ回しで調節する半固定のもの，リモートコントロールで行うもの，ノンリニア増幅で補聴器自体が行うもの，などがある．

難聴者にとって補聴器の利得を適正な位置に行うことは簡単ではない．補聴器使用前は，難聴が普通の状態であり，補聴器で周囲の雑音が聞こえるからである．利得不足では会話を聞きとることはできない．補聴器適合においては，利得調整器の適切な位置を指導する．

a　利得調整器が1つで難聴者が操作するもの

回転式のボリュームで，利得調整器が1つの補聴器は，もっとも一般的である．難聴者にとって操作を理解しやすい利点がある．

b　主利得調整器と副利得調整器があるもの

ボリュームをわずかに回転させたとき利得が大きく変化すると，難聴者にとってボリュームが操作しにくいと感じられる．利得が大きい補聴器では，この欠点を避ける目的で利得調整器が2つ付けられている．主利得調整器は難聴者が操作し，副利得調整器は他の調整器と同様に補聴器の調節部に置かれる．

主利得調整器の調節幅（ボリュームの回転でどの程度利得が変わるか）は，補聴器によって異なっている．ほぼ適切な利得を副利得調整器で合わせておき，主利得調整器を電池の状態の変化，または，状況の変化に応じて調節する．この考えの場合，主利得調整器の変化幅は15 dB 程度とされている．

c　ノンリニア増幅による利得の調整

ノンリニア増幅は補聴器への入力音レベルに応じて利得が変化する補聴器である．原理的には，利得調整器がなく，スイッチだけの補聴器を目標としている．

しかし，状況に応じて難聴者が聞きたいレベルの音は異なる．具体的には，ややうるさい環境では 60 dB SPL 以上のレベルの音の聞きとりを希望し，静かな環境で 40 dB SPL 程度の小さい声も聞きたいと希望する．原則として利得調整器は必要である．

d　半固定の利得調整器

CIC 補聴器では使用中に難聴者はボリューム調節を行えない器種がある．しか

し，ノンリニア増幅ののちに全体をさらに増幅する必要がある場合がある．この目的で，利得調整器をねじ回しで調整する補聴器がある．

e リモートコントロールで利得調整を行う補聴器

リモートコントロールで利得調整を行う補聴器は，指が器用でない難聴者に適した補聴器である．しかし，リモートコントロールのための装置を持ち歩く必要があるので，逆に不便と感じる難聴者も少なくない．

f 利得調整器の指導の原則

補聴器の利得は，会話音が十分に聞きとれるように指導する．難聴者が，普通に話を聞きとる場合の利得，小さい声を聞きとる場合の利得，騒音下で聞きとる場合の利得を理解して補聴器を利用することが理想である．

利得の指導は，耳掛型補聴器やポケット型補聴器では容易である．利得調整器につけられた数字で利得の位置を知ることができる．耳あな型補聴器では利得の位置を数字で決められないので，自分の声などで適切な利得調整器の位置を決められるよう指導する．

g 利得調整器の位置を固定する必要がある例

利得調整器の位置を固定する必要があるのは，難聴者自身で調整を適切に行えない場合で，認知症の高齢者，後迷路性難聴や小児である．

認知症の高齢者では，補聴器の装用を家族が行う必要がある．利得調整器は近くで家族が話す場合に適切な位置とする．後迷路性難聴では，音量感がなく，会話をよく聞く目的で利得を大きくする患者がいる．このような患者では，利得調整器を固定する．小児においても利得調整器を固定することが多い．しかし，小学校は授業中と休み時間でうるささがまったく異なる．小学生にはできるだけ早く利得調整器の調節を教えるべきである．

h 利得調整器の位置

利得調整器の適切なレベルとして標準的な位置は，1000 Hz の聴力が35 dB の聴力になるレベルである．小さい声を聞く場合には利得を上げるよう指導する．また，騒音下の会話では，言葉が聞きとれるように話者は大きな声で話すので，利得を下げるように指導する（I-2，N-2 参照）．

J - 7 　音質を表す言葉

　補聴器を使用して聞く音に対する難聴者の印象は，補聴器調整の手がかりになる．ただし，難聴者が表現する言葉は，調整を担当する側の使用する言葉と必ずしも一致しない．たとえば "こもる" と患者が表現した場合に意味する内容は "耳がつまったような圧迫感"，"音がぼんやりして不明瞭に聞こえること"，"自分の声が異なって聞こえる感じ" などを示すことが多い．具体的にどの印象を示しているかによって対応策は異なってくる．

　音質に関して，難聴者がどのような感じを抱くかについて，あらかじめ補聴器適合者が理解しておくことが必要である．

a │ 難聴者の音質表現の分類

　難聴者が音質を表す語は "大きさ" "鮮明さ" "自然" "うるささ" の 4 種類に大別して理解することが有効である．その他に，よく用いられる特殊な表現を理解する（表 1）．

　"大きさ" は肯定的な表現である場合が多く "音が十分大きく，言葉の聞きとりに有効で，満足できる" ことを意味しており，その反対は "音の大きさが十分でないのでものたりない感じがあり，言葉が十分理解できない" ことを意味している．難聴者は不満があると "音量が足りない" などと表現する．

表 1 ◆ 音質の不満を示す難聴者の表現

音量が足りない	不自然だ
音が小さい はっきり聞こえない ものたりない	音が悪い カサカサした音だ ロボットのようだ
はっきりしない	**キンキンする**
歯切れが悪い 言葉がわかりにくい ぼんやりしている	カサカサする 金属的だ 音が響く

"鮮明さ"は肯定的な表現で"言葉が強調されてはっきり聞こえる"ことを意味しており，その反対は"言葉が補聴器をつけないで聞く場合に比べて曖昧に聞こえる"ことを意味している．難聴者は不満があると"はっきりしない"などと表現する．

"自然"は肯定的な表現で"言葉や音が補聴器をつけずに聞く場合と似ている"ことを意味している．その反対は"補聴器を通した音は補聴器をつけない場合に比べて異なった感じに聞こえる"ことを意味している．難聴者は不満があると"不自然だ"などと表現する．

"うるささ"は否定的な表現である．補聴器からの音が"金属的であったり，大きすぎたり，不快な音に聞こえる"ことを意味している．反対は"補聴器からの音を不愉快に感じない"ことを意味している．難聴者は不満があると"キンキンする"などと表現する．

b 感音難聴者の音質表現の解釈

同じ単語で表現されるのに難聴者が異なった感じを示していることがある．文脈から具体的内容を推測するか，補聴器を調整して聞かせて，その効果から患者の感じを推測する．

たとえば"こもる"と難聴者が訴えた場合には，難聴者が感じている印象に対応して，ベント孔を大きくする，高音強調の特性とする，最大出力を高くする，ノンリニア増幅とする，などのうちのいずれかが有効である．

c 正常聴力者の音質感覚

正常聴力者の音質の感覚と難聴者の音質の感覚の間に，音質の分類の観点から大きな差はない．正常聴力者の音質の感覚は，音楽などを対象に検討されている．因子分析によって抽出される要素には，難聴者の音質の感覚に加えて"立体的"および"美的"の2要素が加わることがある．

難聴者においても，補聴器を両耳に装用させ，音楽などを検討素材として音質評価の実験を行い，因子分析を行えば同様の因子が抽出される可能性がある．

　音質にもっとも影響する補聴器の調整は，利得と最大出力である．周波数レスポンスの調整は音質調整器といわれるために，音質調整器の調整を第一に考えがちであるが正しくない．音質調整では，最大出力を調整し，利得を適切なレベルにすることが，難聴が高度になるほど重要である．音質調整器は微調整の機能を担当している．

a | 利得の音質への影響

　補聴器の利得は，会話音を聞きとるために本質的な部分であり，会話音を十分に聞きとれるレベルに調整されていることが必要である．その範囲内で，音質への利得の影響は以下のようになる．

　図1に示すように"音量が足りない感じ"は利得を上げると改善する．"はっきりしない感じ"は利得が小さいほうが改善する．"キンキンする感じ"は利得を下げると改善する．なお，"不自然な感じ"は利得が快適レベルに一致すると改善する．

b | 最大出力の音質への影響

　補聴器の最大出力は，聴覚保護において本質的な部分である．難聴進行の疑いがある場合には，音質を犠牲にしても聴覚保護を優先すべきである．その範囲で，最大出力の音質への影響は図2のようになる．

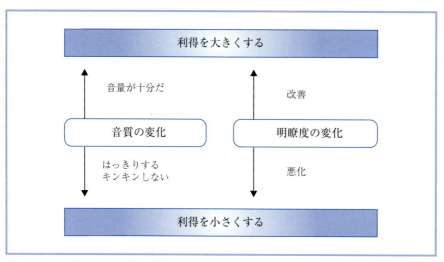

図1 ◆ 音質改善のための利得調節

図2に示すように"音量が足りない感じ"は最大出力を上げると改善する．"はっきりしない感じ"も最大出力を上げると改善する．一方で，"不自然な感じ"は最大出力を下げると改善する．"キンキンする感じ"も最大出力を下げると改善する．

c｜音質調整の優先順位

音質調整においてもっとも優先すべきものは，補聴器の利得である．利得は会話を理解するために重要であるので，適切な利得であることを確認する．不十分な利得を音質調整のために採用してはならない．また，語音明瞭度に大きく関与する利得が適切でない場合に，これを無視して音質の調整を行ってはならない．

利得と最大出力の関連で4種類の音質を改善させる場合に，もっとも重要で優先されるべきものは"キンキンする感じ"である．難聴者はうるさいと補聴器を使用しないか，利得を小さくして使用する．いずれの場合にも補聴器は役立たないと感じてしまう．最大出力は高すぎてはならない(H-4，I-5参照)．

最大出力を下げると"大きさ""鮮明さ"が低下することがある．これらの要素が悪化しない範囲に最大出力を高くする．もちろん，優先されるべき"キンキンする感じ"に悪影響がない範囲にしなければならない．

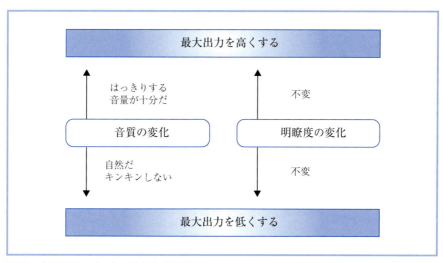

図2◆音質改善のための最大出力調節

　周波数レスポンスの調整器は音質調整器とよばれる．利得と最大出力が適切に調整された段階で音質調整器を調節する．

　音質調整器の調節では，すべての音質の側面を良好にすることはできない．ある面の音質を改善させると，他の面での音質を悪化させる(図1)．したがって，難聴者にとってもっとも重要と感じられる1つの音質を改善し，他の音質は不十分でも我慢できる範囲を求めることとなる．

a 音質調整器の位置と補聴器の音質

　"キンキンする感じ"を改善するには，低周波数帯を強調するか(この場合には利得調整器の位置が小さくなる)，高周波数帯の増幅を少なくすること(この場合には利得調整器の位置は変化しない)が有効である．うるさいと感じる音が食器の音，紙をめくる音のように高周波数帯の音の場合に選択する．もちろん最大出力を低く調整してあることが前提である．

　"音量が足りない感じ"を改善するには，いいかえれば"ものたりない感じ"を解消するには，低周波数帯を強調する．その変化が適切であることを確認するために"ぼんやり聞こえることはないか"また"言葉が不明瞭にならないか"を確認する．

　"ぼんやりした"感じを解消するには，低周波数帯の増幅を少なくするか，高周波数帯を強調する．その変化が適切であることを確認するために"紙をめくる音が不愉快ではないか"また"音がカサカサ聞こえすぎないか"を確認する．

　"不自然な感じ"を改善するには，低周波数の強調が問題で"ぼんやり聞こえる"のか，高周波数の強調が問題で"カサカサ聞こえる"のかを問診して対応する．

b 音質調整と語音明瞭度

　静かな環境で語音明瞭度検査を行う場合は，一般に高周波数帯を強調すると語音明瞭度が改善する(I-4参照)．また，語音明瞭度は一般に利得が大きいほど改善する(I-5，J-8参照)．

　難聴者が会話音を補聴器をとおして聞く場合に，会話を聞きやすい大きさに増幅する．その大きさの判断は，会話音のパワースペクトラムのレベルが高い1000 Hz以下の周波数で行われる．その成分は主に第1フォルマントである(N-5参照)．このため，補聴器使用時の利得は，1000 Hzの聴力が35 dB HL以

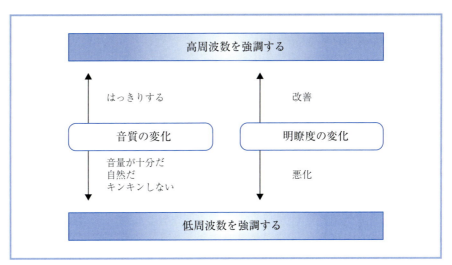

図1 ◆音質改善のための周波数レスポンス調節

内になるように調節することが適切であり，補聴器適合においてはそのように指導する．

　音質調整器で周波数レスポンスを調整することで得られた特性については，1000 Hz 以下の利得に対して高周波数帯がどの程度増幅しているかで周波数レスポンスの高周波数帯強調の程度が決まる．上述のように会話音の大きさの印象は 1000 Hz 以下で決まるので，高周波数強調を大きくしても 1000 Hz 以下の周波数帯の増幅度は変わらない．

　語音弁別のための情報は 1600 Hz 以上で特に多い（N-4 参照）ことと，増幅の程度は 1000 Hz 以下で決まることから周波数レスポンスが高周波数帯強調であるほど語音明瞭度は良好となる．

　音質と明瞭度の関連では“キンキンする感じ”“不自然な感じ”を受け入れることで語音明瞭度を上げることができる．しかし，音質が悪いと，難聴者は補聴器の利得を小さくしてしか使わない．その結果，使用状態での明瞭度は悪くなる．特に“キンキンする感じ”はよい状態に調整しなければならない．

　“不自然な感じ”は，語音明瞭度を改善させる調節との間で矛盾することがあるが，いずれを採用するかは難聴者に選ばせることになる．語音明瞭度の良好な例では音質に敏感であり，わずかの明瞭度の低下は会話理解に悪影響を与えないので，音質を優先するとよい．語音明瞭度が悪い例では音質が犠牲になっても明瞭度改善を優先する．

　補聴器の基本的使用法として，装着法，スイッチのオン・オフ，ボリューム調節，電池交換を説明する．その他にも説明しなければならないことは少なくない．

a｜補聴器の基本的機能の説明

　補聴器は音を大きくすることを基本的な機能にしている．したがって，難聴者が補聴器なしで，もっとも聞きやすい状態より格別によく聞こえるようにすることは難しいことを説明する．

　具体的には，難聴の人が一番話を聞きやすい状態は，会話については正面で顔を見て，十分大きな声で話してもらう場合である．テレビについては，十分聞きやすい音の大きさで，2 〜 3 m 離れたところで音を聞く状態である．補聴器を利用することで，普通の大きさの声がもっともよく聞きとれる状態に近づくことを説明する．

b｜補聴器で解決できない難聴による障害の説明

　感音難聴による障害には，大きすぎる音がたいへんうるさく聞こえる補充現象や，十分大きな声でも言葉を聞き間違えてしまう語音弁別能の低下があり，補聴器では解決できないことを説明する．また，老人性難聴では，記銘力の低下や理解力の低下を伴うが，補聴器で解決できないことは当然である．

c｜聴力悪化の疑いに早期に対処する必要性の説明

　補聴器を使用している難聴者で，補聴器をつけても聞こえが悪くなった場合は，病気が発生または進行したのか，補聴器が故障したのかのいずれかであり，病気の発生または進行に対しては早期治療が必要なことを説明する．

　老人性難聴は長期間のうちには悪化する．しかし，難聴の悪化は極力防止すべきである．難聴の悪化の原因は，感音難聴の進行または伝音難聴の発生である．いずれも早期の治療であれば聴力を回復できる可能性がある．

　難聴者への説明は次のように行う．

- 「難聴は，一般的にいって，急に悪くなったものはすぐに治療すれば回復できる可能性があります．逆に，難聴が悪化した後，2 ヵ月以上経過するとほとんど聴力が回復することを期待することはできません．難聴が悪化したら遅くとも 1 週間以内に耳鼻咽喉科で治療を開始してください」

　難聴者が補聴器を使用する場合には，定期的に耳鼻咽喉科で聴力検査を受けることをすすめるべきである．特に，補聴器の故障を疑って販売店を訪れた難

聴者で，補聴器に異常がない場合には，まず耳鼻咽喉科医の診察を受けるよう必ず伝えなければならない．

　難聴者は，すべての話を聞きとれるわけではないので，聞こえが悪くなったのではと心配することが少なくない．少なくとも年に1回，聴力検査によって難聴の進行がないことを確認できれば，心理的安定を得ることができる．

d | 聴力悪化を予防するための説明

　聴覚を保護するためには，雑音が大きい場所では音量を小さくするか，スイッチを切ることをすすめる．雑音下での会話については以下のような説明を行う．

- 「雑音が大きいときには，聴力が普通の人でも十分に話を聞いてはいません．たとえば，電車の中で話をする場合には，相手の話が理解できないのに聞こえたふりをしていることは少なくありません．このような状況では，補聴器を使ってもなかなか話が聞きとれるものではありません．雑音の中では，音量を小さくし，相手に近づいて話を聞いてください」

e | 周囲の人の協力が重要であることの説明

家族への説明は以下のように行う．

- 「補聴器を使いこなすには，周囲の人の配慮が必要です．補聴器を使っても若い人と同じに聞こえるようになるわけではありません．わかりやすくゆっくり話す，聞き返されたときは聞きとりやすい別の言葉で話すなど，難聴の人に配慮してください」

- 「補聴器のマイクロホンに入る声が適切な大きさであることが必要です．補聴器のマイクロホンは近くの会話はよくひろいますが，遠くの音はひろいません．補聴器のマイクロホンに向けて話してあげてください」

- 「補聴器のマイクロホンはあまり音が大きいと正しく音をひろいません．また人の声は，大声を出すときには明瞭性が悪くなり聞きとりにくいものです．普通の声で話してあげてください」

- 「老人性難聴では，周囲の音は話を聞きとるのに邪魔になります．聴力が正常の人はいろいろな音の中から自分が注意を集中する音を聞きとり，その他の音はできるだけ意識しないようにしています．この音を選別して聞く能力が，補聴器を使っている方では少し低下しています．周囲の雑音や音楽などの音が少なくなるよう配慮してください」

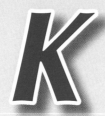

K 補聴効果の評価

　日本聴覚医学会が定めた補聴器適合検査の指針（2010）が補聴効果を評価するための考え方の標準となっており，日本補聴器技能者協会が発行した補聴器販売店における補聴効果の確認法は補聴器適合検査の指針の一部を採用し簡潔に記したものである．K-1，K-2 では指針でもっとも重要な検査とされた必須検査を中心に，指針全体について述べている．

　K-3 から K-7 では，従来から行われている補聴効果の評価法について基本的な観点について述べている．

日本聴覚医学会は，補聴効果を評価，診断する目的で補聴器適合検査の指針（2010）を定めた（Audiology Japan, 53：708-726, 2010）．補聴器適合検査の指針では，さまざまな評価法について必須検査項目と参考検査項目に分けて記載されている．必須検査には，語音明瞭度曲線または語音明瞭度の測定と，環境騒音の許容を指標とした適合検査を必須検査としている．参考検査項目として他に 6 個の評価法があげられている．

a | 語音明瞭度曲線(67 S 語表)と語音明瞭度(57 S 語表)の特徴

指針では，67 S 語表で語音明瞭度曲線を求めるか，または 57 S 語表で最高語音明瞭度に準じる明瞭度を求めることを必須検査としている．異なる補聴器または，同一の補聴器の異なる調整を比較する場合に明瞭度に関連する可能性が考えられる事項は多い．さまざまな補聴器調節の効果を総体として会話理解の側面から評価するのに適した検査法である．いずれの検査を用いて評価するかは，補聴効果の評価の目的で選択する．

67 S 語表による明瞭度曲線は，やや小さい会話音から大きい会話音まで全体の会話理解能力を示している．複数の話者との会話では，大きい声の話者と小さい声の話者が同時に会話の相手となる．このような状況における補聴効果の評価には適した検査法である．特にノンリニア増幅の圧縮比が大きいほど，小さい語音の明瞭度がよくなると予測されるが（F-1 図3参照），その効果を確認することができる．

57 S 語表の明瞭度は，周波数特性および雑音抑制の程度などが細かい語音の弁別に影響する程度を評価する目的に適している．O-3 から O-6 に記した異聴マトリックスを用いた解析や，周波数特性やノンリニア増幅の圧縮比の調節で明瞭度改善を目的とした場合の効果の確認には 57 S 語表の明瞭度の測定が適している（O-7 参照）．

b | 環境騒音の許容を指標とした適合評価

補聴器適合検査の指針に示されている環境騒音の許容を指標とする検査は，補聴器をうるさくて使いたくないと考えるかどうかを評価する．この検査も必須検査とされている．K-2 の a に記した騒音下での補聴器使用が可能かを評価する検査とほとんど同一の検査である．

デジタル補聴器の雑音対策はさまざまなものがあり，雑音抑制（ノイズ・リダクション），衝撃音抑制，指向性などについて作用させる程度を調節できる．どの程度の調節が有効かまた，会話理解能力との関連でどうするかなどを評価できる．

c 補聴閾値を求める方法

補聴閾値を求める方法として，補聴器適合検査の指針には，①実耳挿入利得の測定（鼓膜面音圧の測定），②挿入形イヤホンを用いた音圧レベル（SPL）での聴覚閾値・不快レベルの測定，③音場で補聴器装用閾値を測定する方法（ファンクショナルゲイン測定），④補聴器特性図とオージオグラムを用いた利得・装用閾値の算出方法，が参考検査項目として記されている．

④の補聴器特性図とオージオグラムを用いた利得・装用閾値の算出方法はM-1，M-2 に示した方法である．この方法は簡便なことが利点であり補聴器特性測定装置で測定することで簡単に閾値を求められるので，補聴器を調節しながら効果について質問する場合に有用である．

①から③は個人で直接測定する長所がある．実際には，④で概略を知ればよいと考えるかまたは，それに①から③のいずれかを併用することが適切である．①から③を複数行う必要はない．

d 雑音を負荷したときの語音明瞭度

雑音負荷下の語音明瞭度検査が参考検査項目としてあげられている．雑音を負荷すると聴取できる語音情報が減少し，語音明瞭度が低下する．明瞭度がよい難聴者で，雑音負荷を行うと補聴器の差をより明確に評価することができる．しかし，日本の現状ではほとんど行われていない（C-4 参照）．

なお，雑音負荷の語音明瞭度検査で，ノイズ・リダクションを作用させても，明瞭度が改善することはない．ノイズ・リダクションはうるささを抑えるために利得を減ずるので語音情報は減少するからである．指向性については，後方から雑音を負荷し，前方から検査語音を提示する条件では，指向性が強いほど雑音の影響が減り，明瞭度は改善する．

e 質問紙による適合評価

補聴器適合検査の指針で参考検査項目として採用されている質問紙「きこえの評価―補聴前・補聴後―」では，補聴器使用によって難聴による聞きとりにくさについて，難聴者の主観上でどの程度に改善されたかを評価する．どこまで改善するか，目標となるレベルが示されている利点があり，使いやすく評価が容易である．

K-5 に記した補聴器適合状態の評価のためのチェックリストは，補聴器を扱うこと，使用すること，補聴器を使って会話をすることなどができることを確認している．上記の質問紙を併用すると補聴器の効果をあわせて評価できる．

　補聴器の効果を検査室で評価する方法に，検査用音源を用いて検査する方法がある．日本聴覚医学会は補聴器適合検査の指針(2010)に対応するものとして検査用音源 CD を定め頒布している．この CD は筆者が作成に協力した補聴器適合検査用 CD(KR 2000 A)の音源を，日本聴覚医学会の検討を経て採用したものである．ここでは，日本聴覚医学会が頒布している検査用音源を用いた補聴器適合の評価について述べる．

a 環境騒音の許容を指標とした適合評価

　この評価法は補聴器適合検査の指針(2010)で必須検査とされている．騒音下で補聴器を使い続けることができるかまたは，騒音のために補聴器の使用を中断するかを検査するもので，騒音下の会話理解能力を評価するものではない．

　検査音は検査用音源の CD 1 のトラック 21 から 24 を時間平均音圧レベル 65 dB SPL(55 dB HL)で呈示する．これは SN 比 10 dB の条件である．騒音があっても補聴器を使い続けられれば適合している．騒音のため補聴器のスイッチを切るか外すことが必要なら不適合である．朗読音を理解できなくてもよい．

　より劣悪な騒音下の評価では，SN 比 5 dB の検査音を呈示する(CD 1 のトラック 25 から 27)．騒音が気になるが補聴器を使用できれば適合していると判定する．SN 比 5 dB の条件は，一般的に感音難聴者にとっては補聴器を長時間つけていること自体が苦痛を伴う条件である．

　CD 1 のトラック 17 から 20 は SN 比 15 dB の条件である．この状態では補聴器使用を続けられなければならない．なお，CD には音源は含まれていないが，SN 比が 20 dB の条件はほとんどの難聴者が雑音を気にしない条件である．

　図1，図2には，検査用音源に用いられている騒音の周波数別のレベル分布と周波数別の最大レベルを示している．騒音はレベルが変動する音なので，最大レベルを考慮してデジタル補聴器のノイズ・リダクションおよび衝撃音の低減を調節することが騒音対策として有効である(F-7 参照)．

b 雑音を負荷したときの語音明瞭度の測定

　補聴器適合検査の指針(2010)の「5. 雑音を負荷したときの語音明瞭度の測定」のための音源が CD 2 のトラック 4 から 8 に録音されている．SN 比 10 dB がトラック 4 から 8，SN 比 5 dB がトラック 9 から 13，SN 比 0 dB がトラック 14 から 18 である．

　検査用音源 CD の使用説明書には SN 比 10 dB が「通常の環境」を想定したものと説明されているが，上記のように，SN 比 10 dB の条件は，朗読音の意味

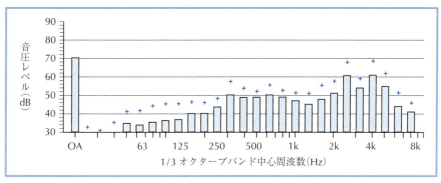

図1◆駅のプラットホームの騒音の周波数別のレベル分布（平坦特性，KR 2000 A）

日本聴覚医学会が頒布する補聴器適合検査用CD（検査用音源CD）の周波数別のレベル分布を示す．縦棒は1/3オクターブバンドレベル（時間平均音圧レベル）を示す．＋は最大レベルを示す．OAは全体のレベル（オーバー・オール・レベル）を示す．なお，最大レベルは日本聴覚医学会頒布の説明書には記載されていない．

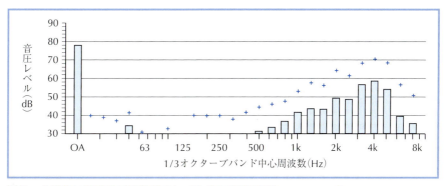

図2◆食器洗い騒音の周波数別のレベル分布（平坦特性，KR 2000 A）

日本聴覚医学会が頒布する補聴器適合検査用CD（検査用音源CD）の周波数別のレベル分布を示す．縦棒は1/3オクターブバンドレベル（時間平均音圧レベル）を示す．＋は最大レベルを示す．OAは全体のレベル（オーバー・オール・レベル）を示す．なお，最大レベルは日本聴覚医学会頒布の説明書には記載されていない．

が理解できなくても補聴器を使い続けられれば適合と判断できる条件である．また，原理的に，最高語音明瞭度が雑音負荷がない状態に比べて3分の2に低下する条件である（C-4参照）．雑音下で会話理解が困難と感じる補聴器使用者にとって「通常の環境」では決してなく，雑音下であってもどうしても補聴器を使わなければならない困難な条件として，「通常の環境」であると解釈するのが妥当である．

　SN比5dBでは，最高語音明瞭度は2分の1に低下する条件であり，ほとんどの難聴者が会話理解を断念する条件と考えられる．

K-3 補聴器販売店からの補聴器特性の報告

　補聴器を使用している難聴者が補聴器についての不満を耳鼻咽喉科医に訴えることは少なくない．このような場合の判断には，補聴器販売店からの補聴器特性測定結果の報告が必要になる．

　耳鼻咽喉科医が補聴器販売店に難聴者を紹介する場合は，補聴器特性測定の結果の報告を受けるべきであり，これを行う販売店に紹介するべきである．

　難聴者が補聴器について不満をもち，相談を受けた医師が販売店に特性の報告を依頼しても返事がない場合には，特性測定を行ってくれる販売店に依頼するしかない．このような耳鼻咽喉科医の依頼に応えてくれる販売店は，補聴器フィッティングを適正に行ってくれる販売店である．

a　どのような特性の報告を求めるべきか

　耳鼻咽喉科医が報告を求める場合には，補聴器を難聴者にフィッティングしたのちの，利得調整器を最大の位置にした状態で 90 dB SPL を入力して求めた特性(図1a)，難聴者に指導した通常使用時の利得調整器の位置で 60 dB SPL 入力した特性(図1c)，およびフィッティング終了後にハウリングが起きない最大の利得調整器の位置で 60 dB SPL 入力した特性(図1b)である．

b　ノンリニア増幅の補聴器の特性

　ノンリニア増幅の補聴器については，調整後の補聴器について，難聴者が使用する状態での 60 dB，70 dB，80 dB，90 dB をそれぞれ入力して求めた特性の報告を求める(図2)．補聴器特性の測定は補聴器特性測定装置を用いて記録されたものでなければならない．フィッティング・ソフトウェアの画面をプリントしたものは，実際に測定した記録とは大きく異なっていることが一般的である．

　ノンリニア増幅の補聴器の特性測定においては，60 dB から 90 dB へと測定すること，雑音抑制機能付きの補聴器では，雑音抑制機能をオフにして記録すること，指向性の補聴器では，一方のマイクロホンの入力で測定することなどの注意が必要である．注意を守っていることを記録に記入した報告を受け取る．

　入力音レベルについては，可能であれば 50 dB 入力の特性と 100 dB 入力の特性が付け加えられていれば，より望ましい．

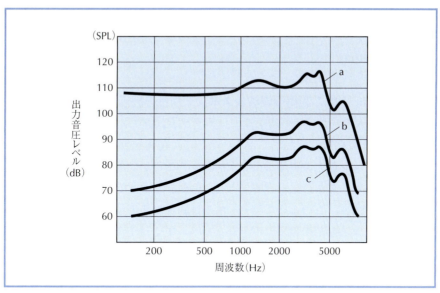

図1◆医師が補聴器販売店に報告を求める補聴器特性

a：利得調整器を最大の位置にした状態で 90 dB SPL を入力して求めた特性.
b：フィッティング終了後にハウリングが起きない最大の利得調整器の位置で 60 dB SPL 入力した特性を報告する.
c：難聴者に指導した通常使用時の利得調整器の位置で 60 dB SPL 入力した特性.

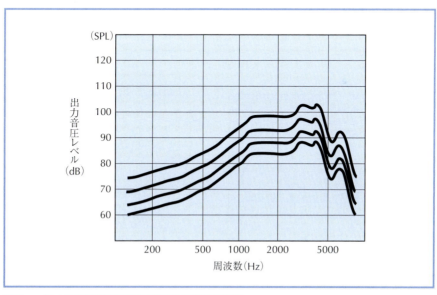

図2◆ノンリニア増幅を行う補聴器の特性の報告

入力音圧レベルが 60 dB SPL，70 dB SPL，80 dB SPL，90 dB SPL の 4 つの特性を記録する.

補聴器特性から判断する補聴器の適合状態には，基本的な利得と最大出力が適正なレベルにあるかの問題がある．補聴器の適合判定においてもっとも重要な検討事項である．

a │ 60 dB SPL 入力の利得周波数レスポンスからの評価

60 dB SPL 入力における利得をオージオグラムに記入することで補聴器使用時の聴力の概略を知ることができる．そして，補聴器使用時の聴力から，コミュニケーション能力の実態を正しく推測することができる（図1）．

補聴器を使用しても会話が理解できないとの訴えは，補聴器使用者にたいへん多い訴えである．このような訴えをする難聴者の過半数で，補聴器使用時の聴力が目的とする会話の理解に不十分なレベルまでしか音の増幅がなされていない．

ノンリニア増幅では，利得調整器を難聴者が調節することは少ない．スイッチを入れた場合の 60 dB SPL 入力時の利得から換算したオージオグラムが基本的であり，この状態で普通の会話が理解できる 35 dB HL 相当の聴力になっている必要がある．

リニア増幅では，利得調整器の調節を難聴者自身が行うことが必要である．ただし，リニア増幅を行う補聴器を使用する難聴者においても通常使用する利得調整器の位置は一定していることが多い．この位置において普通の会話が理解できる 35 dB HL の聴力相当になっている必要がある．

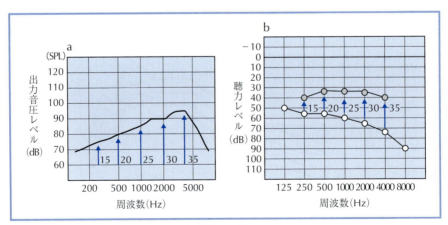

図1 ◆ 60 dB SPL 入力時の聴力と適合状態の評価

60 dB SPL 入力時の周波数別の利得を求め（a），オージオグラムに利得を記入し補聴器使用時の聴力を求める．1000 Hz の聴力が 35 dB HL に改善されていれば，適合していると判定する．I-2 の**図1**と内容は同じ図である．

b　会話理解についての 90 dB SPL 入力の周波数レスポンスからの評価

ノンリニア増幅およびリニア増幅による補聴器のいずれにおいても，利得調整器を最大の位置にして 90 dB SPL を入力して得られた特性は最大出力音圧レベルを示す(図2)．会話音情報を利得調整器を適切に調節して聞く場合に必要なレベル差は，30 dB 以上である．その理由は語音情報がピークから 30 dB の範囲に含まれることによっている．閾値上 30 dB で会話を聞くことができれば語音理解は最高になる．オージオグラム上に 90 dB 入力時のレベルを記入し，その値が閾値上 30 dB(感覚レベル；SL)を越えていれば 30 dB のレベル差の範囲に分布する語音情報をすべて聴取することができる(N-4，I-3 参照)．

閾値と最大出力の間に 30 dB の幅があれば語音情報は聴取できるとの考え方は，語音のピークが閾値上 30 dB である場合には理解しやすい．しかし，リニア増幅を行ったレベルが高い場合にはどうなるかが疑問となろう．この場合には，最大出力制限が自動音量調整(AGC)で行われる条件では語音のピークが最大出力レベルになるので，やはり語音情報はすべて聴取することができる．なお，自動音量調整による音量歪みは明瞭度に影響を与えない(I-3 参照)．

ノンリニア増幅の補聴器においても 90 dB SPL 入力時のレベルをオージオグラムに記入してその値が閾値上 30 dB を越えていれば語音情報をすべて聴取することができる．なお，ノンリニア増幅のデジタル補聴器では，AD 変換の前段に AGC 回路があるので最大出力音圧レベルはリニア増幅とは異なる側面があるが判断は同様に行ってよい．

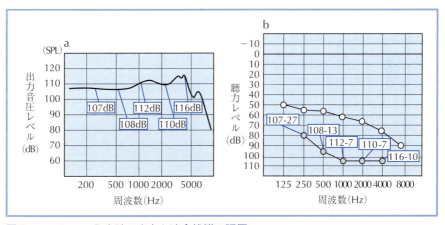

図2 ◆ 90 dB SPL 入出時の出力と適合状態の評価

90 dB SPL 入力時の周波数別の出力を求め(a)，オージオグラムに dB SPL から dB HL への換算を行って記入する．250 Hz から 4000 Hz までの周波数で閾値上 30 dB 以上であれば適合と判定する．H 4 の図1と内容は同じ図である．

　補聴器を操作できるかについて確認する．次いで，補聴器使用によって基本的生活が行えるか否かの評価を行う．日常生活でのコミュニケーションに大きな問題がなければ，補聴器は適合していると考えてよい．

　表1に適合状態を評価するためのチェックリストを示す．表にあげた内容をすべてチェックすれば十分である．補聴器によるコミュニケーションが不十分であると難聴者が訴える場合には，それが改善可能な要望なのか，解決困難な要望なのかを検討する．

a 補聴器操作

　補聴器が適合しているか否かについてまず確認すべきことは，補聴器の着脱，スイッチのオンオフ，電池交換，利得調整器の操作を自分自身で行えることである．耳あな型補聴器では耳垢の掃除を自分で行えることも必要である．これらの項目を行うことができれば補聴器操作の観点からは適合と判定することができる．

b 補聴器使用時間

　補聴器使用時間は適合状態を評価する指標となる．中等度以上の難聴では，テレビを視聴するために補聴器は有効でなければならない．テレビ視聴に補聴器を使うと，使用時間は通常数時間以上となる．もちろん会話においても使用するので，1日に数時間以上使用することが適合と判定するために必要である．

c 基本的コミュニケーション

　補聴器使用時には1m離れた普通の会話を理解できなければならない．最高語音明瞭度が60％以下の難聴者では，口形を見て読話を併用し，簡単な会話を理解できる必要がある．最高語音明瞭度が40％以下の場合には，ゆっくり話すことが必要で，反復して話す態度や筆談の併用が必要である．読話，筆談の併用の態度で補うことも含めて結果的に補聴器使用で会話を行うことができれば補聴器は適合している（A-2参照）．

　最高語音明瞭度が70％を越えている難聴者では，複数の人を対象とした会話でほとんどの話を理解できれば補聴器は適合している．

d 特別の状況でのコミュニケーション

　会議は補聴器使用の大きな理由になる．雑音が多い会議室での会話，声が小さい参加者がいる会議，多人数の会議などが補聴器使用の大きな理由となる．

表1 ◆ 補聴器適合評価のチェックリスト

1. 補聴器の操作
- ☐ 補聴器の着脱
- ☐ スイッチのオンオフ
- ☐ ボリューム操作
- ☐ 電池交換
- ☐ ハウリング対策
- ☐ 耳せんの清掃と耳垢除去

2. 補聴器使用時間
- ☐ 一日中
- ☐ 数時間/日
- ☐ 数時間/週
- ☐ 数時間/月

3. コミュニケーション能力
- ☐ 家庭内会話
- ☐ テレビ視聴
- ☐ 買い物での会話
- ☐ 近所での会話
- ☐ 職場での会話
- ☐ 重要な会議

4. 雑音への対処
- ☐ 気にならない
- ☐ ボリュームを下げる
- ☐ スイッチを切る
- ☐ 補聴器をはずす

5. 他者への対応
- ☐ わからないときは聞き直す
- ☐ 難聴であることを説明しておく
- ☐ わかりやすく話すよう依頼する
- ☐ 筆談の併用を依頼する

　主に営業が対象となる職業上の必要性は補聴器使用の大きな理由である．営業の場合には雑音下の会話も必要なことがある．

　女性の集まり，たとえば習い事やボランティア活動における会話も補聴器使用の大きな理由となる．特に若い女性が参加していると声が小さいことが多く，補聴器使用が必要となる．教員にとっては学生の質問を聞きとれないことが補聴器使用の理由となる．

　以上の状態は，語音明瞭度が80％を越える難聴者では補聴器で解決できなければならない．

　以下の状態は，補聴器では解決できない場合が多いので，この目的のために補聴器使用をすすめることは適切ではない．すなわち，劇場での役者の話の理解，講演会での会話理解などは補聴器では解決できないことが多い．補聴器を使用する場合には，会場の一番前に席を取るとか，スピーカのそばに席を取るなどの工夫が必要である．

67S語表による明瞭度曲線は利得と最大出力レベルの適切さを評価するためにもっとも直接的な方法である．評価する難聴者の語音明瞭度曲線と補聴器の特性を比較し，それが語音明瞭度曲線からの補聴器処方の方法に合致していれば適合していると判定する（F-1，I-5参照）．

補聴器が会話理解の観点で適合しているか否かの評価は，語音明瞭度の結果（得点）から判断する．最高語音明瞭度またはそれに準じた値を，裸耳と補聴耳の間で比較する方法は臨床上簡便である．

a | 語音明瞭度曲線から求める 60 dB SPL 入力時の利得

67S語表による明瞭度曲線から利得が適切であるか否かを評価するためには，普通の会話が語音明瞭度60％以上で聴取でき理解可能であることを判断基準とする．もちろん明瞭度が高いほど会話理解は良好であるので，難聴者はより正確に聞くことが必要なら話者に近づくとか，補聴器の利得を上げることで対応することになる（F-1参照）．

普通の会話は語音聴力レベルの50 dB HLに対応するので，評価する難聴者の語音明瞭度曲線で明瞭度が60％を越えるレベルを求め，その値と50 dB HLとの差が60 dB SPL入力時の1000 Hzの利得と一致していれば適合していると判断する（I-5図2参照）．

最高語音明瞭度が60％に満たない明瞭度不良例では，最高明瞭度に近い値を示す語音聴力レベルで普通の会話音を聴取できるだけの利得があるかを評価する．

b | 語音明瞭度曲線から求める 90 dB SPL 入力時の利得

67S語表による明瞭度曲線から最大出力音圧レベルまたは90 dB SPL入力時の利得が適切であるか否かを評価するためには，語音明瞭度曲線で最高語音明瞭度を与えるレベルのうち最大の値を指標とする（I-5図2参照）．このレベルがリニア増幅で自動音量調整（AGC）で最大出力を調節する補聴器における適切な最大出力音圧レベルである．語音明瞭度曲線で明らかな明瞭度の低下を見せるレベルは難聴者にとって会話音聴取が不快なレベルになっている．なお，語音聴力レベル（dB SL）から音圧レベル（dB SPL）への換算を行う．

ノンリニア増幅の場合は，90 dB SPL入力時の利得を67S語表による明瞭度曲線から評価する．90 dB SPL入力に利得を加えた値が出力音圧レベルになる

ので，その値を語音聴力レベルに換算し，求めた語音聴力レベルの語音明瞭度が最高語音明瞭度を与えるレベルの範囲にあれば適合していると評価する．

　最高語音明瞭度を与えるレベルの範囲が広い場合には，低いほうのレベルを採用するとノンリニア増幅の圧縮比は大きくなり，高いほうの値を採用すると圧縮比は小さくなる．

c　裸耳明瞭度と補聴耳明瞭度の比較による補聴器の適合状態の評価

　十分に大きいレベル（30 dB SL）における裸耳の明瞭度と，検査音（65 dB SPLないし 70 dB SPL）を補聴器で増幅して閾値上 30 dB（30 dB SL）のレベルで得られる補聴耳明瞭度を比較することで，補聴器の適合状態を評価することができる．

　補聴耳明瞭度は裸耳明瞭度に比べて約 6 ％高いが個人差が大きく，裸耳明瞭度から補聴耳明瞭度を引いた値は，－10 ％以下から＋30 ％以上の範囲に及ぶ（図 1）．最高語音明瞭度で補聴器の適合状態を判断する観点からは，補聴耳明瞭度が裸耳明瞭度と同等か，もしくはよければ，その補聴器は適合していると判定してよい．補聴耳の最高語音明瞭度が裸耳明瞭度より 10 ％以上悪い場合には，語音明瞭度の観点からは補聴器は適合していないと判断する．

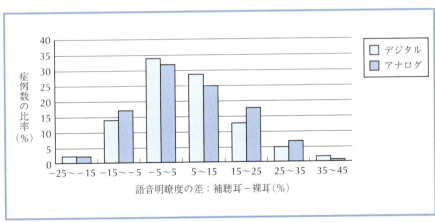

図 1 ◆ デジタル補聴器とアナログ補聴器における，閾値上約 30 dB の裸耳と補聴耳の明瞭度の差の分布
デジタル補聴器とアナログ補聴器の間に差はない（Mann-Whitney 検定で有意差なし）．
〔小寺一興：補聴の進歩と社会的応用，p 49，診断と治療社，2006〕

K-7 語音明瞭度検査と補聴器の選択

　補聴器選択を語音明瞭度検査結果に基づいて行う方法は，Karhart（カーハート）によって1940年代に提唱された．補聴耳の語音明瞭度がよいほど，よくフィッティングできているという考え方である．

　補聴器使用の目的は難聴者に会話音を聞きとらせることであるので，語音明瞭度検査結果は補聴器選択上重要である．しかし，語音明瞭度検査だけで補聴器の選択を行うことには無理がある．他の要素とのかねあいが重要である．

a｜補聴器による語音明瞭度検査結果の差

　補聴器を適合する過程で補聴器の試聴を続けながら，いろいろな補聴器や，同一の補聴器で調整を変えた場合に語音明瞭度検査を行った結果を図1に示す．1人の患者で補聴耳明瞭度検査を5回以上行った結果である．

　最高の明瞭度検査結果と最低の明瞭度検査の結果を同一個人で求め，その差の分布を図1に示す．明瞭度の差が12％以下であるのは難聴者の18％である．O-1で記すように，同一の条件で明瞭度検査を行った場合の差として12％は10％の確率でしか起こらない．補聴耳明瞭度検査を5回以上行えば，難聴者に80％の頻度で明らかに明瞭度に差がある補聴器が見つかる．

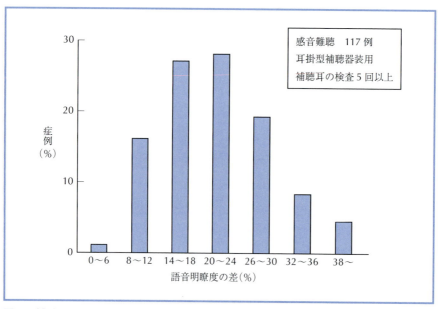

図1 ◆ 補聴器の差による語音明瞭度の差：最善と最悪の比較

図2にもっとも明瞭度がよい補聴器と次善の明瞭度を与える補聴器の差の分布を示した．90％の患者でその差は10％以内である．語音明瞭度検査で補聴器の優劣を決定することはできず，明瞭度に差がない補聴器が2つ以上得られることになる．

語音明瞭度によって補聴器の効果の順位をつけようとすると，語音明瞭度検査の差を考え，いくつかのよい補聴器と効果が不十分ないくつかの補聴器がわかることになる．語音明瞭度検査は大まかに補聴器の選別を行うことができる．

b ｜ 補聴器適合の評価と語音明瞭度検査

補聴器の適合状態を評価するには，裸耳の最高明瞭度と補聴耳の明瞭度を比較する方法がよい．よくフィッティングした補聴耳の明瞭度は，裸耳の明瞭度より平均6％良好である（K-6参照）．ただし，この差は誤差範囲に含まれる（O-1参照）．

補聴器選択は，語音明瞭度検査だけで行われるものではない．外観，音質，操作性などが補聴器選択に重要である．語音明瞭度検査の観点からは，裸耳明瞭度より補聴耳明瞭度が悪い場合も少なくない．この場合，補聴耳明瞭度が10％以上悪い場合には，選択または調整を再確認しなければならない．

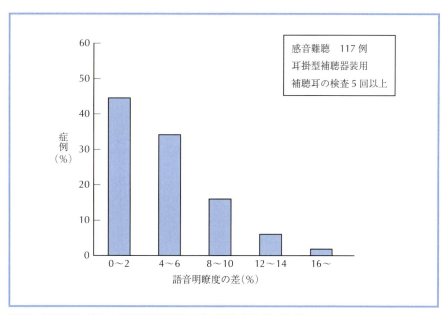

図2 ◆ 補聴器の差による語音明瞭度の差：最善と次善の比較

L 感音難聴と伝音難聴

本章では耳鼻咽喉科疾患と補聴器の関連について記している．新しく難聴疾患を発症した難聴者が補聴器を使用している場合の対応の原則を含めて感音難聴疾患について L-2 に記している．

感音難聴の補聴器調節においては，難聴が重いほどその周波数帯の増幅を大きくしないと会話音が聞こえないという観点と，難聴が重いほどその周波数帯を増幅しても語音情報を理解できないという観点の対立がある．L-3 と L-4 はこの対立を理解するための記述である．

伝音難聴および混合性難聴の難聴者では，耳鼻咽喉科医師（補聴器相談医）と密接に連携して補聴器使用を考える必要があり，L-5 と L-6 に詳しく記している．

感音難聴はオージオグラムで気導閾値と骨導閾値が共に同程度に悪化している難聴である．

感音難聴を引き起こす障害部位は，内耳，聴神経および聴覚中枢路，聴皮質である（図1，B- 3 参照）．感音難聴の障害は，小さい音が聞こえない難聴に加えて，周波数弁別能の低下，ラウドネス弁別能の異常と補充現象，語音明瞭度の低下，会話理解能力の低下などがある．

a｜内耳障害

内耳の感覚細胞（有毛細胞）または内耳の電解質バランスを維持する血管条の障害が原因である．内耳にはあぶみ骨から音が伝わり，内耳液の中を音が伝搬する．内耳の音の伝搬は内耳の基底板の振動を起こす．内耳の基底板上には3000 対の有毛細胞が並んでいる．有毛細胞は 3 列の外有毛細胞と 1 列の内有毛細胞が 1 対となっている．外有毛細胞は，音が小さい場合に基底板の振動を増幅して内耳の感度を上げる作用があるが，音が大きい場合にはこの作用は働かない．内有毛細胞は音を感じて神経を伝わる電気信号を作り出す．

b｜補充現象

上記 a のように，外有毛細胞は小さい音で内耳の感度を上げるが，大きい音では働かない．障害を受けやすい外有毛細胞が消失し，内有毛細胞がほぼ完全に残っていると，小さい音は聞こえないが，大きい音では普通の大きさに聞こえる．この機序が補充現象の 1 つの原因である．

その他に，いわゆる補充現象には，難聴であることが普通で大きい音を聞き慣れてないことによる大小の感覚の異常，および，内耳の異常による自然でない音への不快感が大きな音に対する不快感を増強する現象が関与している．

c｜後迷路障害

内耳から脳へ音を伝達する経路で，聴神経から脳幹の聴覚中枢路の神経系の異常である．聴覚神経系では，内耳から脳へ信号を伝えると同時に，聴覚信号の情報処理を行っている．後迷路障害では高次の情報処理に障害が起こるので，内耳障害よりも高度な語音明瞭度の低下が起こる．また，後迷路障害では，長時間純音を聞いていると音の大きさを小さく感じたり，または，音が聞こえなくなる病的聴覚疲労が認められる．

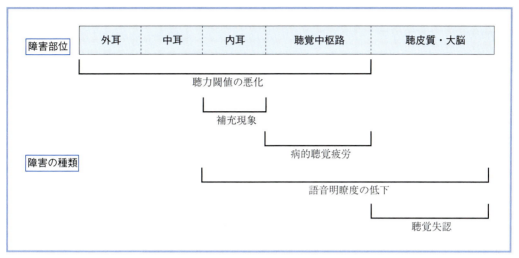

図1 ◆聴覚障害の種類と障害部位

d ｜ 病的聴覚疲労

　病的聴覚疲労では，上述 c のように一定の音を比較的長く聞くと，その音に対する閾値が上昇して，小さく聞こえたり，聞こえなくなる障害である．聴覚中枢路の神経の減少は聴力閾値の悪化を起こす程度が内耳障害より少ない．しかし，神経線維が少ないので，比較的長時間音を聞くことによる疲労が，大きく影響して閾値の上昇を引き起こす．

　補聴器適合との関連では，最大出力が高くてもまったくうるさく感じない患者，利得を通常より大きく使う患者がおり，病的聴覚疲労がある患者と考えられる．

e ｜ 皮質聾

　聴皮質に障害があると，音が脳へ伝わっても音の意味を理解することができない．このような難聴では音を大きくしても会話理解に役立たない．

f ｜ 語音明瞭度低下

　語音の認識には，周波数弁別，ラウドネス弁別，時間経過の弁別能が関与している．周波数弁別とラウドネス弁別は内耳の障害で損なわれる．聴覚中枢路の障害では，さらに時間分解能の障害も加わるので，語音明瞭度は低下する．純音聴力検査の結果に比べて語音明瞭度が低い患者では，後迷路障害の関与が考えられる．

　感音難聴の疾患は，内耳性難聴，後迷路性難聴，皮質性難聴と分類して考えられている．内耳性難聴では内耳の感覚細胞が減少する．後迷路性難聴では聴神経および脳幹の神経が減少する．皮質性難聴では聴皮質の細胞が減少する．

　感音難聴の疾患は，難聴発生後数週間は，治療によって聴力が回復する可能性がある．難聴進行が疑われたら，急いで耳鼻咽喉科で診断を受け治療を開始する．難聴進行後1ヵ月を過ぎると治療できる可能性はほとんどなくなることが多い．

　感音難聴の疾患名が異なると障害は異なる．補聴器適合上は疾患の特徴に合わせることが望まれる．

a｜老人性難聴

　補聴器を利用する感音難聴の大多数が老人性難聴である．原因は，内耳の有毛細胞，内耳の血管条，聴覚中枢路などの障害で，患者によって障害部位と障害程度が異なっている．このため，同じ老人性難聴であっても適切な補聴器調整条件は異なっている．オージオグラム，補充現象の程度，語音明瞭度の低下程度など個人に合わせて調整を行う．

b｜先天性感音難聴

　原因には遺伝によるもの，妊娠時の母体のウイルス感染などがある．幼児と小児は聴覚によって言語を学習していくので，早期発見と早期の補聴器装用による聴覚の利用，聴覚活用（聴覚による言語学習）が必要である．

　先天性感音難聴の患者は，幼児期および小児期に聴力が悪化する患者がおり，早期に治療を行うと悪化分を回復できることが多い．耳鼻咽喉科医による聴覚管理と悪化時の治療が必須である．

　補聴器適合においては，言語学習過程にあることから，両耳装用を原則とし，周波数レスポンスは広い範囲の増幅を行える特性を原則とする．

c｜メニエール病（Ménière's disease）

　内耳の障害で，難聴，めまい，耳鳴りの発作が反復する．メニエール病の難聴は変動しやすいこと，補充現象が高度なことが特徴である（表1，表2）．

　通常，一側性なのでメニエール病側への補聴器使用は行わないほうが適切なことが多い．補聴器適合が必要な場合は，補充現象が高度であることに注意し最大出力を普通より低くする．また，聴力が変動するので利得調整器（ボリューム調節）がないノンリニア増幅は適しない．

表1 ◆ 補聴器使用を原則的に中止すべき感音難聴の病期

- 急激な聴力悪化後 6 週間
- 突発性難聴発症後 6 週間
- 急性音響外傷後 6 週間
- メニエール病の発作期

表2 ◆ 聴力が長期間(数ヵ月から数年)変動することがある感音難聴疾患

- 変動性感音難聴(成人)
- 低音障害型感音難聴(成人)
- 幼・小児の感音難聴
- メニエール病

d │ 突発性難聴

　突然発症する一側性の難聴である．早期に治療すれば発症後 1 ヵ月以内にある程度回復することが多い．

　補聴器適合は，老人性難聴に突発性難聴が合併した患者で必要になる．回復した聴力は再悪化の可能性があるので，聴力固定後 2 ヵ月は補聴器を使用しないほうが安全である(表1)．補聴器適合上の問題は，難聴者が聴力悪化に伴い，内耳の弁別能が障害されたにもかかわらず，補聴器使用によって聴力悪化前と同じ聞こえ方を望むことである．しかし，難聴悪化に伴う明瞭度低下，音質の劣化，補充現象の悪化などは避けられない．調整を反復しながら患者の心理的納得を助ける態度が必要である．

e │ 変動性感音難聴

　聴力が変動する難聴で，変動期間は数週から数ヵ月である．まれに数年にわたることもある．聴力悪化時に補聴器が必要なことがある．聴覚保護のために必要な場合に限って補聴器を使用させること，聴力が変動するので利得調整器がないノンリニア増幅の補聴器を適合させないことを原則とする(表2)．

L-3　高音急墜型オージオグラム

　高音急墜型オージオグラムを示す難聴者は，低い周波数の音を正常に聞きとれるが，高い周波数の音は聞きとることができない．聴覚によるコミュニケーション改善のためには，聞きとれない高周波数帯の音を増幅して聞かせることが有効であると考えがちである．しかし，耳の病態を考えると，このような考え方は妥当ではない．

a │ 高音急墜型オージオグラムから推定される内耳の病態

　高音急墜型オージオグラムを示す難聴者の内耳は，あぶみ骨に近い（基底回転）の感覚細胞が消失しており，あぶみ骨から遠い（頂回転）の感覚細胞がほぼ正常に残存している（図1b）．250 Hz の音が内耳に伝わると 250 Hz に対応した内耳の部位が振動し，感覚細胞が刺激されて神経に信号を送り，脳で 250 Hz の音が聞こえたと感ずる．

b │ 高音急墜型の難聴者に高周波数の音を聞かせたとき

　図1a に示すように，聴力検査で 1000 Hz の聴力は 95 dB である．この難聴者に 1000 Hz の 95 dB の音を聞かせると，内耳の感覚細胞の残存状態が図1c の場合には 250 Hz の音に対応する感覚細胞が刺激され，脳では 250 Hz の音として聞く．このように 1000 Hz の音を聞かせたとき，250 Hz の音を聞く感覚細胞が刺激されて，250 Hz の音を聞くのであれば，1000 Hz の音を増幅しても語音の改善には役立たない．

　しかし，内耳の感覚細胞の残存状態が図1d の場合は，1000 Hz の音は 250 Hz より高い周波数の音として聞こえる．この場合には，高い周波数の音を増幅して聞かせることは語音情報を多く聞かせることになり，会話理解能力を高めることができる．

c │ 高音急墜型の難聴者に対するフィッティングの原則

　高音急墜型感音難聴では，オージオグラム上で聴力が悪いが聞こえている周波数が，語音の弁別に有効であるかどうかを考えなければならない．実際には，補聴器を試して，難聴者自身が有効か無効かを確認することが必要である．一般には，急墜型感音難聴では，中等度難聴の聴力（40 dB から 70 dB）を示す周波数を増幅する方法が有効なことが多い．

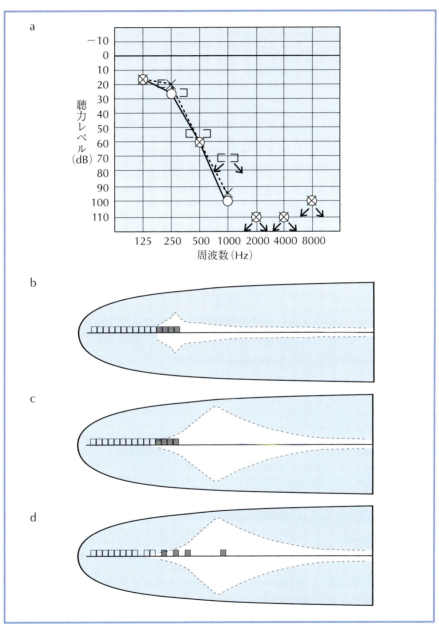

図1 ◆ 高音急墜型オージオグラムと内耳の有毛細胞（感覚細胞）

a：高音急墜型オージオグラム.

b：内耳は頂回転側に感覚細胞が残る. 250 Hz の音は頂回転を刺激する.

c：1000 Hz，95 dB の音による振動は 250 Hz に対応する感覚細胞を刺激する.

d：1000 Hz，95 dB の音による振動で 250 Hz から 1000 Hz に対応する範囲に散在して残存する感覚細胞が刺激される.

補聴器適合が困難なオージオグラムは，谷型オージオグラムと低音障害型オージオグラムである．これらの難聴者に，聞きとれない語音情報を増幅する考えを適用することは誤っていることが多い．

a 低音障害型オージオグラムの感音難聴から推測される内耳の障害

内耳の音の伝播は，あぶみ骨の側（基底回転）から頂回転の方向に伝わる．このため，たとえば4000 Hzの音の伝播においては，音は4000 Hzに対応する感覚細胞を刺激する（図1b）．音が大きいと，2000 Hzの音は4000 Hzに対応する感覚細胞を刺激して音の感覚を生じる（図1c）．500 Hzの音も4000 Hzに対応する部位を刺激する（図1d）．

図1b〜dに示すように，極端な場合には，500 Hzから4000 Hzの音はすべて4000 Hzの音として聞こえる．この場合に，もし500 Hzから2000 Hzの語音情報を与えようと考えてこの範囲を増幅しても，会話の聞きとりには役立たない．

実際には内耳の障害は図に示すほど極端ではないので，500 Hzから2000 Hzの音を与えることが，ある程度有効である．しかし，どの程度に有効であるかは，補聴器装用下の語音明瞭度検査を行わないと確認できない．

補聴器適合の際の考え方は，高周波数帯の増幅を十分行うこと，低・中周波数帯の増幅は，適切な値を試行錯誤しながら求めることである．

b 低音障害型オージオグラムの伝音難聴の補聴器適合

低音障害型オージオグラムは伝音難聴では一般的である．その原因は，鼓膜穿孔は高周波数に比べて低周波数の聴力を悪化させることが多いことであり，また，耳小骨周囲の病変は，炎症が強い場合は高周波数の聴力を悪化させるが，長期の慢性中耳炎のような場合には，低周波数の聴力を悪化させることである．

低音障害型の伝音難聴では，低・中音域の増幅は語音情報を増加させる観点から有効である．また，音質も自然な音に聞こえることが多い．感音難聴と伝音難聴は明確に区別しなければならない．

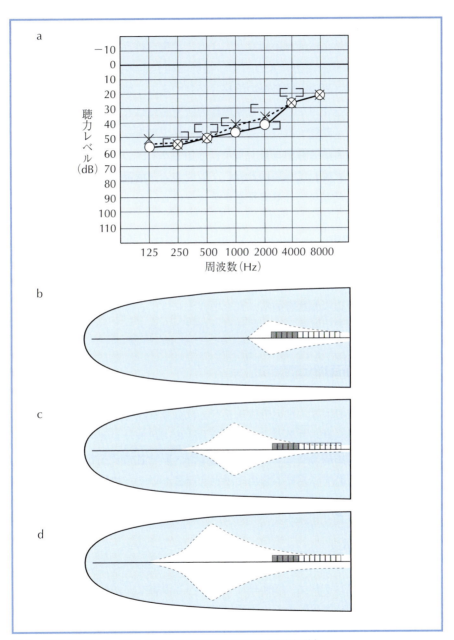

図1◆低音障害型オージオグラムと内耳の有毛細胞（感覚細胞）

a：低音障害型オージオグラム.
b：内耳は基底回転側に感覚細胞が残る．4000 Hz の 20 dB の音は基底回転を刺激する.
c：2000 Hz，40 dB の音による振動は 4000 Hz に対応する感覚細胞を刺激する.
d：500 Hz，50 dB の音による振動は 4000 Hz に対応する感覚細胞を刺激する.

伝音難聴の疾患は，治療によって聴力を改善させることができる．補聴器適応を考える前に，外来治療，手術などによって治療を行うことが原則である．また，伝音難聴の原因疾患によっては，補聴器適合上考えるべき問題点がある．補聴器適合前に耳鼻咽喉科医の診察は必須である．難聴者が耳鼻咽喉科診察を希望せず補聴器使用を求めても補聴器を販売してはならない．

慢性中耳炎が伝音難聴でもっとも頻度の高い疾患である．慢性中耳炎は，単純穿孔性中耳炎，真珠腫性中耳炎，などに分類される．このうち，真珠腫性中耳炎は周囲の骨を破壊して病態が進行し，放置すると危険である．伝音難聴がある場合には耳鼻咽喉科医の診察を必ず受けなければならない．

a 伝音難聴の障害

伝音難聴を起こす疾患は表1〜表4に示すものがある．中耳の機能は音の増幅（インピーダンス整合）である．伝音難聴は鼓膜または耳小骨に病変があり，この中耳の機能が損なわれている．音を増幅すれば伝音難聴による障害を補うことができ，補聴器で難聴による障害はほぼ完全に補うことができる．

b 単純穿孔性中耳炎

鼓膜に穿孔がある慢性中耳炎の1つの病態で，耳漏が反復して起こる．耳漏の多寡で聴力が変動する．鼓室形成術を行えば鼓膜穿孔を閉鎖し，耳漏を停止させ，聴力を改善させることができる．聴力改善の程度は患者によってさまざまである．手術で治療することが原則であるが，難聴者によっては，さまざまな理由で手術を行わずに補聴器使用を選択する者もいる．補聴器適合上は聴力が変動しやすいこと，耳漏が起こる可能性があることを考慮する．

c 真珠腫性中耳炎

中耳を破壊する慢性中耳炎の1つの病態である．病態が進行すれば難聴は悪化する．さらに進行すれば，顔面神経麻痺，内耳障害などが起こりうる．患者が手術に消極的で，補聴器のみで難聴に対応する希望であっても，危険を避けるために手術を行わなければならない．

d 滲出性中耳炎

鼓膜に穿孔がなく耳漏もない中耳炎の1つの病態である．ほとんどの患者で外来治療で骨導閾値まで聴力を改善することができる．骨導閾値がよい患者では外来治療を行うべきであり，原則として補聴器を販売してはならない．

表1 ◆ 外来治療で聴力が改善する疾患

- 急性中耳炎
- 滲出性中耳炎
- 耳垢栓塞

表2 ◆ 手術で聴力が改善する疾患

- 慢性中耳炎
  （単純穿孔性中耳炎，真珠腫性中耳炎）
- 中耳炎術後症
- 耳硬化症
- 中耳奇形（耳小骨奇形）

表3 ◆ 中耳疾患と鼓膜・外耳道

- 鼓膜・外耳道が正常な中耳疾患
  耳硬化症
  中耳奇形

- 鼓膜に穿孔がある疾患
  真珠腫性中耳炎
  単純穿孔性中耳炎

表4 ◆ 中耳疾患と耳漏

- 耳漏がみられる場合がある中耳疾患
  慢性中耳炎
  急性中耳炎

- 耳漏がない中耳疾患
  耳硬化症
  中耳奇形

e 耳硬化症

　鼓膜に穿孔がなく耳漏もなく，伝音難聴だけが認められる．難聴が数年で進行する時期がある．聴力改善手術を行えば，99 ％の患者で骨導閾値に近いレベルまで聴力を改善することができる．補聴器適合上，鼓膜，外耳道は正常者や感音難聴の難聴者と変わらない．

f 中耳炎術後症

　さまざまな病態の慢性中耳炎によって手術を受けた耳の状態は，症状，形態など患者によって大きく異なっている．耳漏,聴力変動,形態の変化による音響特性の変化,形態の変化によるイヤモールド原型作製時の危険など多様である．補聴器適合にあたっては耳鼻咽喉科医の診断と指示を欠かすことはできない．

伝音難聴を引き起こす障害部位は，外耳および中耳である．伝音難聴の障害は，基本的には音が小さく聞こえる難聴である．伝音難聴を起こす疾患には，難聴以外に，鼓膜穿孔，耳漏，外耳・中耳の形態の変形，聴力の変動などの異常がある．

補聴器適合においてはこれらの問題への対応が求められる．

a｜耳　漏

耳漏がある伝音難聴や鼓膜穿孔がある伝音難聴では，耳あな型補聴器は使用しない．その理由は耳漏によって補聴器が故障しやすいからである．耳あな型補聴器は外耳道内にマイクロホンがあるため，耳漏は直接に補聴器の故障を起こす．鼓膜に穿孔があり，耳漏が長期間ない場合には，耳あな型補聴器を使用できる場合もある．この判断には耳鼻咽喉科医の診断が必須である．

b｜術後変形

外耳道や中耳の形態の変化は補聴器使用時の聴力に変化を与える．具体的には，容積の増加と直径の増加などによって，裸耳利得(オープンイヤ・ゲイン)が外耳，鼓膜が正常な場合と大きく異なる．このため，実耳挿入利得(インサーション・ゲイン)の個人差は大きい(D-3 参照)．

実際の装用状態は実耳挿入利得を測定しなければわからないといえる．デジタル補聴器のフィッティング・ソフトウェアは，原理的にあてはまらないことが多い．補聴器フィッティングは，具体的に補聴器を使用させていろいろな調整で音を聞かせて，問診することで行う(J-8，J-9 参照)．

耳型採型は術後変形がある耳では危険を伴う．耳鼻咽喉科医が行わなければならない(表1，D-2，E-1，E-4 参照)

c｜聴力変動

聴力の急激な変動は，中耳の耳漏や粘液の状態によって引き起こされる．1日の聴力の変化幅が 15 dB を越えることもある(表2)．このような聴力変動に対しては補聴器のボリュームの調節で対応する．ノンリニア増幅を行う補聴器は，一般に，ボリューム調節をあまり行わないことを前提にしている．したがって，聴力が変動する伝音難聴には適合が難しい．特に利得調整器がないノンリニア補聴器は役立たない．

表1 ◆ 耳型採型で危険の高い耳疾患

- 中耳炎後遺症（過去に中耳炎となり治った耳）
- 中耳炎術後症
- 外耳炎

表2 ◆ 短期間に聴力が変動しやすい中耳疾患

- 単純穿孔性中耳炎
- 真珠腫性中耳炎
- 滲出性中耳炎

d 伝音難聴の難聴者のラウドネス感覚

　両側性伝音難聴の難聴者は，正常聴力者とは異なったラウドネス感覚をもっている．常に雑音があまり聞こえず，小さい会話音を正確に聞きとるような生活をしている．したがって，補聴器を使用しても正常聴力者と同様に聞こえることを希望しない．

　正常聴力者にとって，もし，周囲の音を自由に変化させられるとしたら，全体に音が小さいほうが静かでよい状況は少なくないはずである．両側性伝音難聴の難聴者は，このように周囲がより静かであることに対する希望が強い．

e 伝音難聴の補正値

　混合性難聴の難聴者に対する補聴器適合では，選択的増幅法により聴力閾値から補聴器の利得周波数レスポンスを求める場合（G-5 参照）の補正値が考えられている．提案されている補正値はさまざまである．

　伝音難聴の難聴者の生活におけるラウドネス感覚が正常聴力者と同じであると考えると，補正値は大きくなる．具体的には伝音成分が 30 dB で感音成分が 40 dB の 70 dB HL の難聴に対して，ハーフ・ゲインルールまたは POGO 法で 35 dB の利得とする場合に，伝音成分 30 dB に対して 15 dB の利得は不十分と考え，伝音成分 30 dB はそのまま補正し 50 dB の利得とする．

　伝音難聴の難聴者の実際のラウドネス感覚を重視するほどその値は小さくなる．たとえば上記の例では，伝音成分の補正として 15 dB を加えるのでなく，1/3 の 5 dB を加え，40 dB の利得とする．

　実際の補聴器適合上は，予備利得が十分にある補聴器を適合させ，難聴者自身のラウドネス感覚の変化に適応できるようにするとよい．

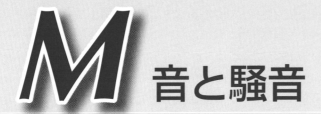

M 音と騒音

　本章では M-1，M-2 に音の種類，強さと大きさについての基本用語を網羅して解説している．補聴器フィッティングについて考える場合の基本的な知識である．

　本章の後半では騒音に関する基本的な事項を記している．騒音および音のレベル測定のための騒音計は M-3 に，補聴器使用による聴力悪化にもっとも関連する騒音難聴の知識は M-4 に，補聴器調節に必要なさまざまな騒音のレベルと周波数分布について M-5，M-6 に記している．

　特徴をもった音には，それぞれ名前がつけられている．補聴器フィッティングとの関連で重要なものを以下に記載する．

a｜純　音

　純音聴力検査に用いられる音である．1つの周波数からなる音である．音響波形は正弦波であり，周波数分析では線状になる．

　純音以外の音はいろいろな周波数からなる音であり，これを複合音という．

b｜震音：ウォーブルトーン

　ウォーブルトーンは音場での聴力検査に用いられる．1つの周波数を中心に，周波数が高低に変化する音である．周波数分析では幅の狭い帯状になる．

　音場での検査ではウォーブルトーンを使用し，純音は用いてはならない．純音は壁などの反射を受け，音源からの音と反射音が互いに干渉するので，室内の位置によって音のレベルが一定しないことが理由である．

c｜白色雑音：ホワイトノイズ

　ホワイトノイズは語音聴力検査のマスキングに用いられる（マスキングとは，非検査耳に雑音を聞かせて検査音が聞こえないようにすることである）．広い周波数帯を含む音で，すべての周波数帯において，1つの周波数のレベル（スペクトルレベル）が同一の音である（図1a）．1オクターブに含まれる周波数の数は高周波数ほど多いので，高周波数帯のマスキング量が多くなる（図1b）．

d｜帯域雑音：バンドノイズ

　バンドノイズは純音聴力検査のマスキングに用いられる．また，音場での聴力検査に用いられることもある．バンドノイズは狭い幅（周波数帯域）に限られた雑音である．その幅によって，オクターブバンドノイズや1/3オクターブバンドノイズという．1/3オクターブ幅は，ヒトの耳の特徴に対応している．

e｜ピンク雑音：ピンクノイズ

　ピンクノイズは聴覚実験で用いられる．広い周波数帯を含む音で1/3オクターブバンドやオクターブバンドをとると周波数にかかわらず，バンド音圧レベルが同一となる雑音である（図1b）．スペクトルレベルはオクターブ3 dBの傾斜で高い周波数ほど低い（図1c）．

f 加重雑音：ウェイトノイズ

　ウェイトノイズは語音聴力検査のマスキングに用いられる．ウェイトノイズは，ホワイトノイズと同様に広い周波数帯を含む雑音であるが，周波数分布がA特性に一致するものである（M-3参照）．ウェイトノイズによるマスキング量は，純音聴力検査ではどの周波数も同じになる特徴がある．

g スピーチノイズ

　スピーチノイズは語音聴力検査のマスキングに用いられる．スピーチノイズはホワイトノイズやウェイトノイズと同様に広い周波数を含む雑音であるが，周波数スペクトラムが会話音の長時間スペクトラムに一致する（K-1参照）．スピーチノイズによるマスキング量は1000 Hz以下の周波数帯で大きく，より高周波数帯で小さくなる．これはホワイトノイズによるマスキングと逆の傾向である．

h マルチトーカーノイズ

　マルチトーカーノイズは，10名以上の人が同時に同等の大きさで話した会話音を合わせたものである．会話は聞きとれず雑音として聞こえる．

　マルチトーカーノイズの周波数スペクトラムは，原理的にスピーチノイズに一致するが，スピーチノイズのように定常的ではなく変動する雑音である．

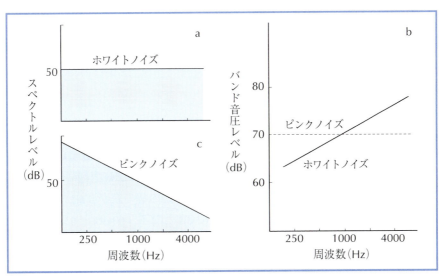

図1◆ホワイトノイズとピンクノイズのスペクトルレベルとバンド音圧レベル

　音の強さや大きさはいろいろな単位で表される．また，音は物理的量として扱われたり，心理的量として扱われ，その単位が決められている．

a 音圧レベル：SPL(sound pressure level)

　音圧レベルは dB SPL で表す．基準の値は 20 マイクロパスカル（μPa）である．

b 聴力レベル：HL(hearing level)

　聴力レベルは dB HL で表す．聴力レベルの基準値（0 dB HL）は，正常青年の聴力閾値の平均である．オージオメータの 0 dB は聴力レベルである．0 dB HL に相当する音圧レベルの値は周波数ごとに異なっている（表1）．

c ホン：phon

　正常聴力者が感じる音の強さである．音圧レベルとホンの関係を図1に示す．

d ソーン：sone

　正常聴力者が感じる音の大きさの単位である．4 ソーンの音は 1 ソーンの音の 4 倍大きく聞こえ，8 ソーンの半分の大きさに聞こえる．基準として，40 dB SPL の 1000 Hz の純音の大きさを 1 ソーンとしている．ソーンとホンの関係は表2に示すとおりである．

e 感覚レベル：SL(sensation level)

　感覚レベルは難聴者を含む個人の聴力閾値を基準とした音の大きさである．たとえば，1000 Hz が 50 dB HL の難聴者においては，その人の 1000 Hz の 0 dB SL は 50 dB HL であり，同時に気導受話器の出力は 57 dB SPL である．

f デシベルの和

　dB は基準に対してどのくらいレベルが高いか低いかを対数表示したものである．このため，dB の足し算では対数計算が必要になる．実際には，デシベルの和の計算表（表3）を使って簡単に計算することができる．

　たとえば，60 dB と 60 dB を加えるときは，2 つの値の差が 0 dB であるので表から 3 dB を読みとり，60＋3 すなわち 63 dB となる．60 dB と 65 dB を加えるときは，2 つの値の差が 5 dB であるので表3から 1.2 dB を読みとり，値の大きい 65 に 1.2 を加えて 66.5 dB になる．差が 15 dB 以上の場合，加算効果はない．

表1 ◆ 聴力レベルと音圧レベルの関係

周波数	125	250	500	1000	1500	2000	3000	4000	6000	8000	Hz
0 dB HL の音圧	47.5	27	13	7	6.5	7	8	9.5	12	16.5	dB SPL

（受話器 AD 02 を使用した場合）

表2 ◆ ホンとソーンの関係

ホン	40	50	60	70	80	90	100
ソーン	1	2	4	8	16	32	64

表3 ◆ デシベルの和の計算表

レベル差	0	1	2	3	4	5	6	7	8	9	10	11	12	13	14	15
レベルの増加	3.0	2.5	2.1	1.8	1.5	1.2	1.0	0.8	0.6	0.5	0.4	0.3	0.3	0.2	0.2	0.1

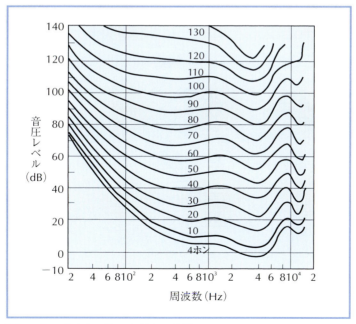

図1 ◆ 音の大きさの等ラウドネス曲線

ホンと音圧レベル(dB SPL)の関係. 1000 Hz では数字が一致する.

M-3 騒音と騒音計

　好ましくない音を騒音という．雑音は多くの人にとって騒音である．

　音楽や人の話し声は，ある人にとっては好ましい音であっても，他の人にとっては騒音になる．雑音は多くの場合，騒音であるが，特殊な雑音が好ましい音と聞こえる人もいるかもしれない．英語では，雑音と騒音の区別が言葉上なく，ともにノイズである．

a 騒音計

　騒音計は，騒音のレベルを測定する器械で，特に職業性難聴を避けるために職場の騒音の状態を測定することを目的に使用されることが多い（図1）．

　しかし，騒音には"人が好ましくないと感じる"という語感があるが，騒音計が測定するのは音のレベルである．純音，会話音，雑音など，いろいろな音のレベルを測定することができ，実際には"音のレベル測定器"である．

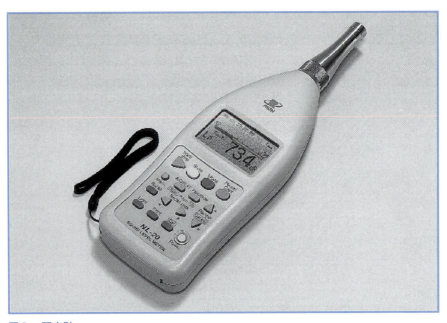

図1 ◆騒音計

b ┃ A特性，C特性，平坦特性

騒音計には，A特性とC特性と平坦特性F特性がある（図2，J-6参照）．

A特性は，500 Hz以下の周波数帯で感度が低くなっており（音圧レベルより値が小さくなり），ヒトの耳の感度を考慮して加えたものである．閾値に近い小さい音でヒトの耳の感度と似ている．

C特性は，ほぼ平坦な特性であるが，5000 Hz以上の高音でわずかに感度が低くなっている．大きな音のレベルに対するヒトの耳の感度を示す特性と考えられている．

平坦特性は，全周波数帯域において音圧レベルで0 dB SPLとなっている．

c ┃ 騒音計の利用

上記のように，騒音計は"音のレベル測定器"であるので，音場検査におけるレベルの校正などに利用される．校正の場合は平坦特性を用いる．

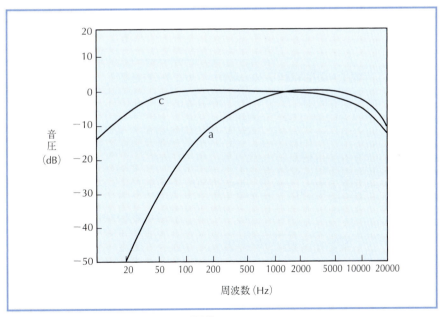

図2◆騒音計の重みづけ（A特性とC特性）

a：A特性．c：C特性．

　長期間,騒音職場に従事した人に認められる難聴を騒音性難聴(職業性難聴)という.騒音性難聴は難聴自体が補聴器の対象となるが,騒音性難聴の難聴者と補聴器使用者の間には,レベルの高い音を長時間聞いている点で共通性がある.

　騒音性難聴に関する基本的知識は,補聴器の適応に携わる者には欠かせない.

　感音難聴の耳は,特に小児,青年,壮年で正常耳に比べて難聴が進行しやすい.補聴器使用者の聴覚は耳鼻咽喉科医で定期的に検査を行い,管理されなければならない.難聴が進行しやすい耳では,最大出力を低くする他に,騒音下での使用を避けること,1日の使用時間を制限することなどの対応を考える.

a │ 騒音性難聴とその予防

　騒音性難聴とは,騒音環境の職場で長時間仕事に従事した人にみられる長期の騒音曝露を原因とする難聴である.4000 Hz を中心に聴力が低下する.職業環境の騒音レベルと勤務時間の関係で,職業性難聴を起こさない条件は表1,表2に示すとおりである.

表1◆聴覚保護のための騒音レベルによる許容基準

曝露時間(分)	許容騒音レベル dB(A)
480	85
240	88
120	91
60	94
30	97

(日本産業衛生学会)

b │ 騒音性難聴の発生機序と補聴器

　騒音性難聴が前述の高周波数帯を中心に起こる原因の1つに，外耳の解剖的構造が考えられている．具体的には，裸耳利得（オープンイヤ・ゲイン）がちょうど難聴となる周波数に対応していることである．このため，裸耳では2500 Hzから3500 Hzがもっとも感度が高く，騒音の周波数スペクトラムが均質であれば，オージオグラム上では4000 Hzの部位がもっとも刺激される．

　補聴器を装用した場合には裸耳利得は失われる．このため，もっとも感度の高い周波数は1000 Hzとなる．この観点から，補聴器使用者で4000 Hzのディップは起こりにくいと考えられる．

　騒音性難聴に関与する原因には内耳の構造も関連する．その1つは内耳の音の伝播があぶみ骨から蝸牛の頂回転に伝わることである．高周波数の音は蝸牛の基底回転だけを刺激するが，低周波数の音は基底回転から頂回転までを刺激する．このため，内耳は高周波数ほど障害を受けやすくなる．その他の原因として，内耳の血管の分布が考えられる．4000 Hzに対応する部位で，血流がもっとも障害されやすい血管の分布になっている．

　補聴器適合との関連では，内耳の障害は同様に起こりうる．補聴器による増幅は，常に騒音性難聴を引き起こすのと同じ機序で，難聴を進行させる可能性があることに気をつけなければならない（J-10参照）．

表2 ◆ 聴覚保護のための騒音の許容基準

中心周波数	許容オクターブバンドレベル(dB)			
（Hz）	480分	240分	120分	60分
250	98 dB	102 dB	108 dB	117 dB
500	92	95	99	105
1000	86	88	91	95
2000	83	84	85	88
4000	82	83	85	87

（日本産業衛生学会）

M-5 騒音のレベルと周波数分布

　騒音は補聴器使用者にうるさい感覚を引き起こし，また，騒音が語音を遮蔽することで会話理解を妨害する．補聴器適合上，騒音の周波数スペクトラムとレベルの正しい理解は欠かせない．

a 平坦特性による騒音のスペクトラム

　騒音のスペクトラムは平坦特性で示されることが多い．同様に，語音のスペクトラムも平坦特性で示されることが多い．その理由は，補聴器のマイクロホンの性能，増幅器，デジタル信号処理，イヤホンの性能などが平坦特性で考え設計されることなどによっていると考えられる．

b A特性による騒音表示

　ヒトの耳への影響の観点からは，騒音はA特性で表示される．その理由はA特性がヒトの聴覚の周波数別の感度に従っているからである（M-3参照）．騒音性難聴との関連でも騒音レベルはA特性で測定される（M-4参照）．

c 平坦特性からA特性への換算

　平坦特性からA特性への換算では表1の騒音計の重みづけを利用する．図1の平坦特性で示されたスペクトラムをA特性に換算すると図2のようになる．図2に示す騒音のA特性で測定した値（オーバーオールレベル）は，図3に示すdBの和の計算から求めることができる（M-2表3参照）．

表1 ◆ 騒音計の重みづけ

周波数	A特性	C特性	平坦特性(F)	周波数	A特性	C特性	平坦特性(F)
25	−44.7	−6.2	0	500	−3.2	0	0
31.5	−39.4	−3.0	0	630	−1.9	0	0
40	−34.6	−2.0	0	800	−0.8	0	0
50	−30.2	−1.3	0	1000	0	0	0
63	−26.6	−0.8	0	1250	0.6	0	0
80	−22.5	−0.5	0	1600	1.0	−0.1	0
100	−19.1	−0.3	0	2000	1.2	−0.2	0
125	−16.1	−0.2	0	2500	1.3	−0.3	0
160	−13.4	−0.1	0	3150	1.2	−0.5	0
200	−10.9	0	0	4000	1.0	−0.8	0
250	−8.6	0	0	5000	0.5	−1.3	0
315	−6.6	0	0	6300	−0.1	−2.0	0
400	−4.8	0	0	8000	−1.1	−3.0	0

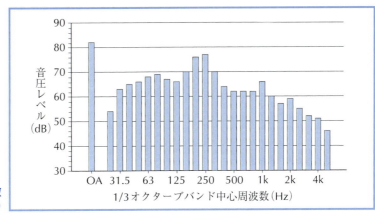

図1 ◆ 電車内騒音の周波数別のレベル分布（平坦特性）

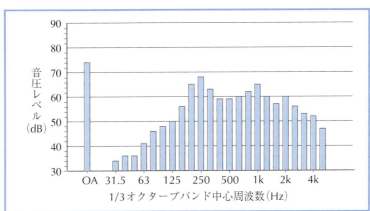

図2 ◆ A特性に換算した電車内騒音

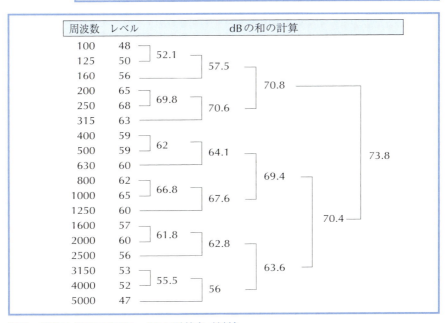

図3 ◆ 電車内騒音の騒音レベルの計算（A特性）

1/3オクターブごとのレベルを加えると全体のレベルを求めることができる.

　補聴器適合の観点からは，騒音の周波数スペクトラムが考慮される．たとえば，車の騒音は低周波数中心であり，食器洗いは高周波数中心であると表現される．これらの表現は誤りではないが，その実際の周波数スペクトラムを考慮して調節を行う態度が望ましい．

a｜低周波数帯の騒音

　低周波数帯のレベルが主な騒音として，室内の暗騒音（通常意識されない騒音），車内のエンジン音などがある．図1の地下鉄ホームの騒音も低周波数帯のレベルが高い騒音である．

　補聴器調整上は，周波数レスポンスを高音強調の状態にすると騒音が小さくなる．ただし，高音を強調すると言葉がキンキンする．高周波数帯の騒音がうるさいなどの問題が起こりうる．

b｜中周波数帯の騒音

　人が多くいる場所の騒音は，その成分の多くが話し声である．このため，騒音のスペクトラムはスピーチノイズやマルチトーカーノイズ（M-1 参照）と似たものとなる．図2の屋内の人混みの騒音もその例である．

　補聴器調整上は，周波数レスポンスの調整で騒音と会話音の SN 比を変えることはできない．デジタル補聴器の雑音抑制（ノイズ・リダクション）によっても SN 比の改善は困難である．会話音と雑音の方向が異なる場合は指向性補聴器で SN 比の改善が可能である（F-3，F-4 参照）．

c｜高周波数帯の騒音

　紙をめくる音，食器洗いの音などが高周波数帯の成分が高い騒音である．しかし，図3の食器洗いの騒音のスペクトラムからわかるように，高周波数帯との表現は相対的であり，実際には 250 Hz から 4000 Hz まで同様なレベルの騒音である．

　補聴器調整上は，高音の増幅を少なくすること，高音の最大出力を低くすることが有効である．ただし，高音の増幅を少なくすると明瞭度が悪化する恐れがあるので注意を要する．

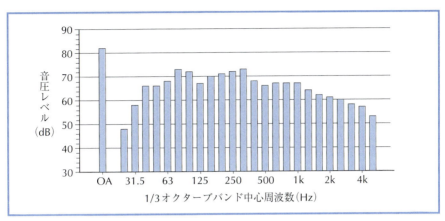

図1 ◆ 地下鉄ホームの騒音(平坦特性)

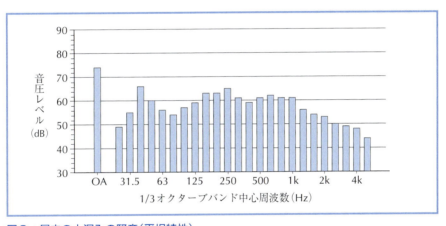

図2 ◆ 屋内の人混みの騒音(平坦特性)

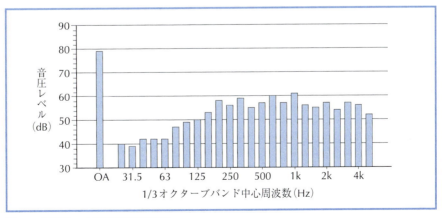

図3 ◆ 食器洗いの騒音(平坦特性)

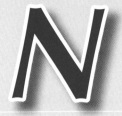 会話音と語音

　本章では会話音の音響的性質（周波数分布とレベル分布）および会話音における語音弁別の情報について N-1 から N-4 に記している．補聴器のフィッティングを適正かつ論理的に行うために必須の知識である．

　N-5 から N-7 では，日本語の母音と子音について詳しく記している．補聴効果を評価するためには，57 S 語表および 67 S 語表の単音節を用いた語音明瞭度検査がおもに用いられているが，会話理解能力との関連を理解するために必須の知識である．

　会話理解能力をより正確に示すのは 57 S 語表を用いた語音明瞭度検査である．ただし，レベルが異なる会話理解能力を評価するには検査語数が少ない 67 S 語表が適している．なお，有意味語を用いた明瞭度検査や了解度検査は，検査を反復して行うことが多い補聴器フィッティングでは，学習効果があるので評価に不向きである．

　会話音声は，一対一で会話している相手の話し声においても，周波数分布とレベル分布は不断に変化している．しかし，補聴器適合上，会話音声のレベルと周波数分布を全体的にとらえる必要がある．そこで，長時間にわたり音声のレベルと周波数分布を記録し，その平均値を求めて理解する．この操作は，不断に変動する雑音（騒音）においても行われる．騒音測定における長時間実効値（Leq）は，音声の時間平均音圧レベルと同じである．

a｜音声の周波数別レベル分布

　音声の長時間のレベル分布は，図1に示すとおりである．たとえば "シ" と発音する場合には，子音部分/ ∫ /で 4000 Hz 付近の比較的強い摩擦による雑音が発声される．次いで，母音部分/ i /で 300 Hz と 2400 Hz の強いフォルマントが発声される．次の瞬間には別の音が発音され，異なった周波数で異なったレベルの音声が発声される．

　L_1 は音声の測定を100回測定を行った場合に1回記録されるレベルであり，L_{90} は100回測定を行った場合に90回記録されるレベルである．

　一定時間の周波数帯ごとのレベルのエネルギーの平均値を時間平均音圧レベル（長時間実効値；rms：相乗平均）で表す．一般に会話音の強さを表す場合には，この時間平均音圧レベルが用いられる．

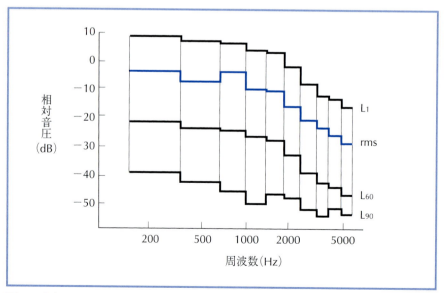

図1 ◆ 音声の周波数別のレベル分布

　時間平均音圧レベルと L_1 を比べると，約 12 dB の差がある．この差を音声のピークファクターという．

b｜語音情報を含む音声

　語音情報を含む音声の範囲は図2に示すとおりである．音声の周波数帯は広い．低音では，男性の音声の基本周波数はほぼ 125 Hz であり，女性の基本周波数はほぼ 250 Hz である．この低い周波数帯の音は，男女の差や個人の音声の特徴の識別に使われる．しかし，男性の基本周波数の情報は語音の弁別には必要ない．

　語音の弁別に必要な周波数帯は，200 Hz から 6000 Hz の範囲である．この結果は，音声を帯域濾波フィルターで狭めて求められたものであり，日本語と外国語の間にほとんど差がない．

　語音の弁別に必要な情報が含まれるレベルの範囲はピークから 30 dB の範囲である．正常聴力者を対象とした静かな環境での実験では 40 dB であるが，雑音負荷下の実験では，その範囲は 30 dB である．

　感音難聴者ではその範囲は 30 dB である．欧米の実験では，やはり，語音の弁別に必要な情報はピークから 30 dB の範囲にすべて含まれると考えられている．補聴器適合上は，30 dB と考えておくことが妥当である．

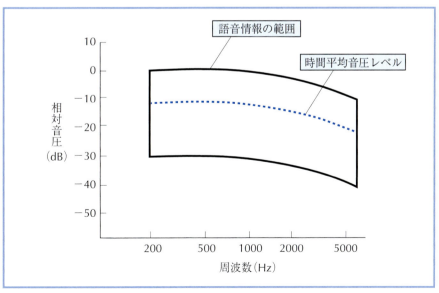

図2 ◆ 語音情報を含む音声の範囲

N-2 会話音の大きさ

　一般的な会話音の大きさを表すには，1 m 離れた距離で普通に発声された会話音のレベルが基準量として考えられる．ところが，そのレベルが何かについては定説がない．時間平均音圧レベル（長時間実効値）か，ピーク値か，語音聴力検査用の校正用純音のレベルかなど，明確に意識した記載はわが国ではまれである．

a | オージオグラムに記載した会話音の周波数分布とレベル分布

　語音情報を含む会話音の周波数とレベル分布は，N-1 に述べたとおりである．図1はこれをオージオグラム上に記載したものである．具体的には，1 m 離れた普通の会話音を時間平均音圧レベルで 55 dB SPL から 60 dB SPL とし，1000 Hz で音圧レベルを聴力レベルに換算し，ピークファクターとして約 10 dB を加えた．

　もちろん，会話を聞くときに図1に示すような帯域の広い音が聞こえているのではない．1000 Hz については 60 dB の音が 100 回に 1 回聞こえるわけである．そして会話音は純音ではなく複合音である．

b | 小さい声と大きな声

　小さい声とオージオグラムの関係を図2に示した．また，ささやき声とは声

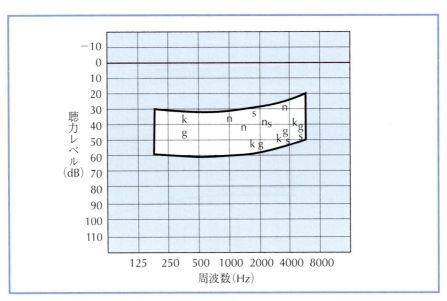

図1 ◆ オージオグラム上に示した普通の会話音
子音 k，s，n，g について子音情報の周波数とレベルを示す．それぞれの子音の情報はさまざまな周波数に分布する．

帯の振動を伴わない会話音である．小さい声やささやき声が聞こえるためには，30 dB HL の聴力が必要である．ただし，30 dB HL の聴力では小さい声やささやき声の存在に気づくことはできるが，会話の内容を聞きとることはできない．

　大きな声は図3に示す関係にある．大きな声であれば，55 dB HL の難聴でも会話を聞きとることができる．

c│補聴器でどの範囲の会話を聞きとるか

　補聴器を調節する場合に，小さい声やささやき声から大声までのすべてを聞きとることはできない．どの範囲の会話を聞きとれるようにするかを考えて補聴器の選択と調節が行われるべきである．

　ノンリニア増幅を行う補聴器では，45 dB SPL から 80 dB SPL の範囲の会話音を増幅することを目標としたものがある．これは，やや小さめの会話音を増幅する方針であり，中等度の難聴者に適切な考え方である．

　ささやき声を補聴器で聞くことは実際的ではない．その理由はささやき声が聞こえる増幅状態は，周囲の雑音が小さいものまで聞こえる状態であることによる．

　大声も補聴器で聞くことは実際的でないことが多い．特にリニア増幅の補聴器では，利得が大きいとき補聴器の出力制限のために語音が歪む．ノンリニア補聴器は，大声の場合に増幅度を下げることで，この問題に対応している．ただし，あまり大きい入力音はマイクロホンの部位で歪みが発生し補聴に適さない．

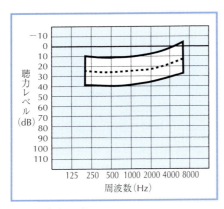

図2◆小さい声

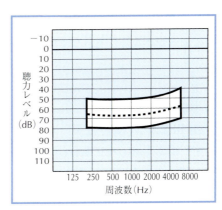

図3◆大きい声

N-3 声の大きさ

会話音はいろいろな状況で難聴者に聞こえる．補聴器の効果を評価する場合には，その状況を想像しなければならない．補聴器適合においては，難聴者が常に聞こえる自分の声および，患者がもっとも重要と考える会話状況に注意する．

a 難聴者自身の声

自分自身の声は，骨導と気導の両者によって聞こえる．1 m 離れた普通の声を 65 dB SPL，大声を 90 dB SPL とすると，気導の声はそれぞれ自分自身には 75 dB SPL と 100 dB SPL で聞こえる（図1）．ちょうど耳元 30 cm で話す状態に似ている．

補聴器に入力する会話音として，通常，自分自身の声がもっとも大きい声である．補聴器による最大出力調整の会話音への影響は，難聴者自身の声にもっとも強く現れる．難聴者自身の声がおかしく聞こえる場合には最大出力の種類とレベルを検討する（I-3, J-3 参照）．

自分自身の声は骨導でも伝わる．録音した自分自身の声と，実際に話すときに聞こえる自分自身の声の違いは，気導で聞く声と気導に骨導が加わった声の違いである．低い周波数帯の成分がより多く骨導で聞こえる．骨導による声の聞こえ方は，指で耳をふさぐことで知ることができる．

補聴器を通した自分自身の声は低周波数帯の成分が少ない．このため，補聴器の周波数レスポンスがあまり高音強調になると，自分自身の声が不自然であると感じる．

b 話者との距離

音は距離が倍になるとレベルは 6 dB 低くなる．距離が 1 m から 2 m に離れると 6 dB，4 m に離れると 12 dB 低くなる．正常聴力者にとってこの距離の変化によるレベル差は大きなものではない．しかし，難聴者にとっては無視できない．

c SN比

SN 比は通信において用いられ，信号（signal）と雑音（noise）の強さの比率を示す．補聴器適応の立場からは，会話音レベルと騒音レベルの比率を示す．音のレベルは対数表示であるので，SN 比は 2 つのレベルの差で示す．たとえば，会話音が 60 dB で騒音が 50 dB であれば SN 比は 10 dB である．

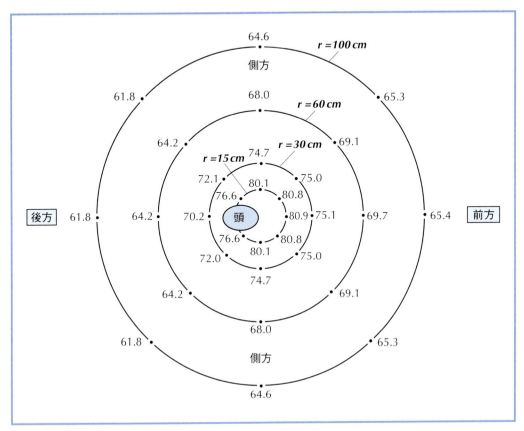

図1◆話者周囲での音声のレベル分布

前方 100 cm で 65.4 dB SPL の声は，話者自身の耳では 76.6 dB SPL と約 10 dB 大きい．他者の耳元で話す場合は距離が 15 cm なら 80.9 dB SPL と 15 dB 大きい．さらに，大声を出すと前方 100 cm で 80 dB SPL を越えるので，耳元では 95 dB SPL 以上の大きさになる．

〔三浦種敏監修：新版 聴覚と音声．電子情報通信学会，1980〕

騒音源と話者の位置によって SN 比は異なる．騒音源に近づくほど SN 比は悪くなる．また，騒音源からの距離が同じなら，話者が離れるほど SN 比は悪くなる．

d │ 騒音下の明瞭度

騒音は会話音の情報を遮蔽する．SN 比が悪くなることは，語音が小さく聞こえることと似た効果を現す．具体的には，SN 比 10 dB の状態で会話音を聞くことは，閾値上 20 dB で会話を聞くことと似ている．

明瞭度指数は，語音情報が含まれる 200 Hz から 6000 Hz で 30 dB の範囲にどのように語音弁別の情報が含まれるかを示している．この情報は正常聴力者が騒音の中で会話を聞いたり，小さい声で話を聞くときにあてはまる．感音難聴者では，明瞭度指数の概念をあてはめることには十分注意が必要である．

a | 明瞭度指数を求める模式図

明瞭度指数は，語音情報が分布する状態を示している．図 1 の黒丸 1 つが明瞭度指数 0.01 に対応する．たとえば 50 dB の水平型のオージオグラムを示す難聴者では，25 の黒丸を聞きとることができるので，明瞭度指数は 0.25 となる．また，2000 Hz まで正常で，それ以上がまったく聞こえない場合には明瞭度指数は 0.5 となる．

b | 明瞭度指数と語音明瞭度の関係

明瞭度指数と単音節語表による語音明瞭度の関係は図 2 に示すとおりである．明瞭度指数 0.1 は語音明瞭度 30 ％に対応し，明瞭度指数 0.5 は語音明瞭度 90 ％に対応する．ただし，感音難聴者にはあてはまらない．

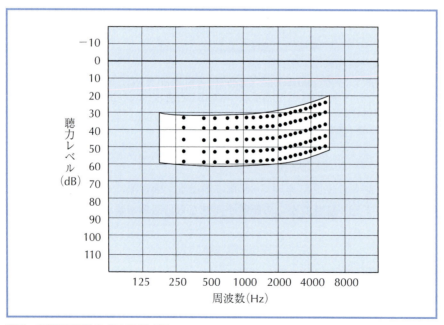

図 1 ◆ 明瞭度指数を求める模式図

● 1 つで明瞭度指数 0.01 とし，聞こえる範囲の全体の和を求めると全体の明瞭度指数となる．明瞭度に貢献する情報は 1600 Hz から 4000 Hz で多く，● の密度が高い．

c | 補聴器適合における明瞭度指数の考え方

明瞭度指数 0.5 が正常聴力者では語音明瞭度 90 ％に対応することは，注目に値する．伝音難聴者では，語音弁別の能力が正常聴力者と同じなので，明瞭度指数 0.5 の条件でほとんどすべての会話が理解できる．45 dB の伝音難聴者が補聴器なしで日常会話を行える実体によく対応している．

感音難聴では，明瞭度指数の考え方をそのままあてはめることはできない．その理由は，明瞭度指数が正常聴力者の実験で求められたことによる．感音難聴者では，語音情報を理解する能力が低下して，明瞭度指数が 1 であっても語音明瞭度は 100 ％にならない．

1000 Hz から 6000 Hz の間に日本語の語音弁別に必要な情報が多く含まれている．このため，補聴器適合において，1000 Hz 以上の周波数帯の増幅が十分であれば，語音明瞭度検査の成績はよくなることが示されている．この原則は感音難聴者にもあてはまる．しかし，高周波数帯の不快レベルが低い患者では，高周波数帯強調の補聴器は検査上明瞭度がよくても，実際にはうるさくて使用できない補聴器となる可能性がある．明瞭度と音質および不快感のかねあいが重要である（J-6 参照）．

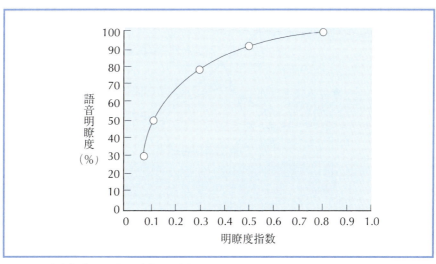

図2 ◆ 明瞭度指数と語音明瞭度の関係
明瞭度指数 0.5 の状態で語音明瞭度は 90 ％に達する．会話音のピークが閾値上 15 dB であれば会話理解が容易に行える．感音難聴者では，明瞭度指数が 1 であっても語音明瞭度は 100 ％にならない．

日本語は子音（C）と母音（V）で構成される単音節（CV音節）が語音弁別の単位になっている．しかし，子音がない単独母音の出現率も18.2％とかなり高い．また，撥音"ン"の出現率も5.8％，促音"ッ"の頻度も3.8％と高頻度である（N-6参照）．

日本語の母音は，欧米の言語に比べて母音の種類が5母音と少ない．このため，母音の聴覚による理解は難聴者にとって容易である．

感音難聴者にとって，母音の弁別は子音に比べて容易である．母音の明瞭度が70％以下の患者は，一般に聴覚のみで会話を理解することはできない．

a | 会話における母音の出現頻度

日本語会話では，単独母音（V音節：子音を伴わない母音）と子音の後続母音（CV音節における母音）がある．単独母音では"イ"の頻度が高く，後続母音では"ア"の頻度が高く，単独母音と後続母音を合わせるとアの頻度が高い（N-6参照）．会話における文頭と文中の比較では，文頭の母音の頻度は29.9％で文中に比べて高い．会話の先頭の語は一般に理解しにくいが，母音の頻度が高いことは難聴者にとって好ましい．

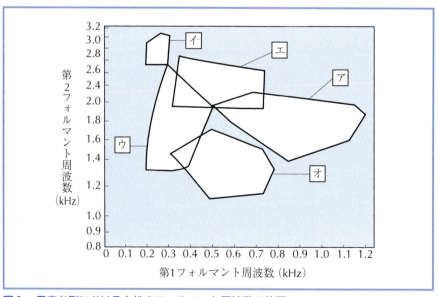

図1◆母音弁別における女性のフォルマント周波数の位置

第1フォルマントと第2フォルマントが枠の範囲にあれば，それぞれの母音に聞こえる．第1フォルマントが300Hzから700Hzの間にあり，第2フォルマントが2000Hzから2500Hzの範囲にあると，その音は"エ"と聞こえる．

〔三浦種敏監修：新版 聴覚と音声．電子情報通信学会，1980を改変〕

b │ 母音の発語と弁別

母音の弁別は，第1フォルマントと第2フォルマントの周波数の組み合わせで弁別される．母音弁別の境界は，小児，女性，男性で異なっている（図1，図2）．

母音の発語では，声道における舌の位置が重要である．舌が声道を2つにわけて，喉頭と舌の高い部位で作られた共鳴腔が第1フォルマントを生成し，口唇と舌の高い部位で作られた共鳴腔が第2フォルマントを生成する．

c │ 母音の異聴

母音間の異聴は，第1フォルマントと第2フォルマントのいずれかが正確に聴取できない場合に起こる．通常は，母音のフォルマント図上の隣の母音に異聴する．"イ"は第1フォルマントが200 Hzで第2フォルマントが2200 Hzであり，"ウ"は第1フォルマントが200 Hzで第2フォルマントが400 Hzである．1500 Hz以上で難聴の程度が高い高音障害型の患者では"イ"を"ウ"に異聴する頻度が高い．

単独母音の語音異聴は，子音付加によることが多い（O-3 参照）．

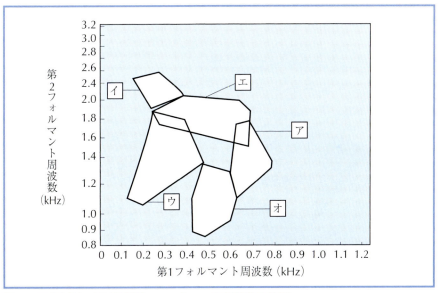

図2◆母音弁別における男性のフォルマント周波数の位置

第1フォルマントが600 Hzから800 Hzの間にあり，第2フォルマントが1200 Hzから1700 Hzの範囲にあると，男声では"ア"と聞こえ，女声では"オ"と聞こえる．母音の弁別における境界は男女間，成人小児間で異なっていて範疇的に弁別される．2000 Hz以上の周波数帯の弁別に障害が強いと男性より女性の声が聞きにくくなる．

〔三浦種敏監修：新版 聴覚と音声．電子情報通信学会，1980を改変〕

N-6　日本語の子音

　補聴器適合の目的は，会話音の聴覚的理解を助けることである．日本語の音節は100音節あるが，会話における出現率は異なっている．補聴器適合の際は，出現率の高い語音の明瞭度が改善されたかどうかに注目すべきである．

a｜日本語子音の分類法

　子音の分類はさまざまな方法で行われている．書き言葉の分類として直音，拗音，撥音，促音などの分類法があり，直音は清音と濁音にさらに分類される．
　構音様式の分類では，有声子音と無声子音の分類があり，それぞれに摩擦音，破擦音，破裂音がある．さらに有声子音に通鼻音，弾音，半母音がある．構音部位の分類では，口唇音，歯茎音，口蓋音，喉頭音などがある（N-7 参照）．
　補聴器による会話理解の観点では，難聴者の異聴しやすい語をまとめた子音の分類が有効性が高い（O-3，O-5，O-7 参照）．

b｜日本語子音の出現頻度

　会話における日本語子音の出現頻度は，直音がもっとも多く，拗音は2％未満である．補聴器で明瞭度改善を試みる場合には，頻度の高い子音に注目することが合理的である（図1）．

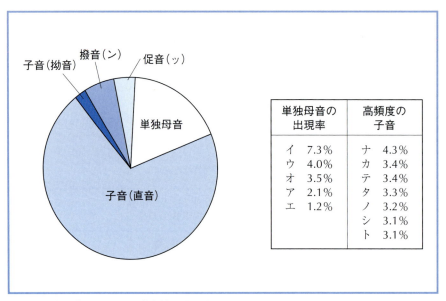

単独母音の 出現率	高頻度の 子音
イ　7.3%	ナ　4.3%
ウ　4.0%	カ　3.4%
オ　3.5%	テ　3.4%
ア　2.1%	タ　3.3%
エ　1.2%	ノ　3.2%
	シ　3.1%
	ト　3.1%

図1 ◆ 日本語会話における単音節の出現率

〔小寺一興：補聴の進歩と社会的応用．p 85，診断と治療社，2006 を改変〕

c | 57 S 語表，67 S 語表と VCV 語表

　日本語会話の出現頻度に合わせて 57 S および 67 S 語表(表 1)に含まれる語の頻度を検討すると図 2 のようになる.

　補聴効果を評価するには 57 S 語表が適している. ただし，ノンリニア補聴器など，入力音圧レベルに応じて増幅度の異なる補聴器では，入力音レベルを変化させて明瞭度曲線を求める必要があり，この場合には 67 S 語表が適している.

　VCV 語表は母音(V)，子音(C)，母音(V)の結合を検査語としたものである. たとえば "アカ"，"アサ"，"アタ" などの語で検査し，子音 k，s，t などのについて正答率を求める. 人工内耳の評価に用いられる.

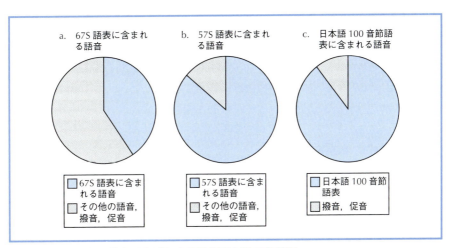

図2 ◆ 語音明瞭度用検査語音が占める日本語会話の出現率

〔小寺一興：補聴の進歩と社会的応用. p 85, 診断と治療社, 2006 を改変〕

表 1 ◆ 語表に含まれる単音節

57 S 語表													67 S 語表								
ア	カ	サ	タ	ナ	ハ	マ	ヤ	ラ	ワ	ガ		ダ	バ	ア		タ		ハ		ワ	ガ		バ
イ	キ	シ	チ	ニ	ヒ	ミ		リ			ジ				キ	シ		ニ			リ		ジ
ウ	ク	ス	ツ		フ	ム	ユ	ル			ズ			ウ	ク	ス						
エ	ケ	セ	テ	ネ		メ		レ				デ				テ	ネ				
オ	コ	ソ	ト	ノ	ホ	モ	ヨ	ロ		ゴ			ド	オ		ト			モ	ヨ	

子音は構音部位と構音様式によって分類理解されている．難聴者の子音弁別の観点からは，構音様式の違いでつくられる音響的情報の差が大きく弁別が容易で，構音部位によってつくられる音響的特徴は小さく弁別が難しい．

構音（語音の発音）を訓練する観点からは，構音様式および構音部位の詳細な分類が必要である．補聴器フィッティングにおいては，難聴者がどのように聞きとり，どのように聞き誤るのかの観点で考慮すればよい．

a 構音部位による子音の分類

子音の分類は，一般に子音の生成（発音）の観点から，構音部位と構音様式によって分類される（表1）．構音部位や構音様式は，それぞれの子音の音響的特徴をつくりだす．

構音部位は，口唇部はパ行，バ行，マ行，ワである．舌（または歯茎部）はタ行，ダ行，ナ行，サ行，ザ行，ラ行である．口蓋は前方でヤ行が発音され，後方でカ行とガ行が発音される．ハ行は喉頭で発音される．

感音難聴者では，ある音を同じ構音部位の音に異聴することは少ない．逆に，異なる構音部位の音に異聴する．具体的には，サ行（舌音）はハ行（喉頭音）に異聴し，タ行（舌音）はカ行（口蓋音）に異聴する．また，バ行（口唇音）とガ行（口蓋音）はラ行（舌音）に異聴する（O-3，O-7参照）．

b 構音様式による子音の分類

構音様式による分類では，大きく無声子音と有声子音に分類される．無声子音はパ行，タ行，カ行，ハ行，サ行，であり，その他の子音は有声子音である．無声および有声の区別に加えて構音様式が分類されている．

破裂音はパ行，タ行，カ行およびバ行，ダ行，ガ行である．摩擦音はサ行，ハ行，ザ行である．ツ，チ，ズ，ジは破擦音と分類する．通鼻音はマ行とナ行であり，半母音はヤ行，ワ行，ラ行である．日本語のラ行は表のように弾音と分類されることが多いが，難聴者の聞きとりでは半母音と似ている．

感音難聴における異聴では，構音様式による差は構音部位による差に比較して弁別しやすい．具体的には，タ行，サ行，ハ行，カ行の聞き誤りはこの子音の中で起きる．つまり，無声子音の異聴は無声子音に聞き誤る．無声子音としての音響的特徴は難聴者にとって弁別しやすい．

有声子音においても，構音様式は感音難聴の異聴に関連する．異聴は有声破裂音間または通鼻音間で起こりやすい（O-5，O-7参照）．

表1 ◆ 日本語音韻の構音様式, 構音部位と会話における出現頻度(%)

構音様式			構音部位						頻度計
			口唇	歯	歯茎	硬口蓋	軟口蓋	声門	
構音様式	破裂音	無声	p, pj		t	kj	k		22.11
			0.38		10.21	1.91	9.61		
		有声	b, bj		d	gj	g		8.93
			1.47		5.04	0.12	2.30		
	摩擦音	無声	Φ	s	∫	ζ	N	h	16.65
			0.45	4.73	3.52	0.50	6.00	1.45	
		有声		z					0.30
				0.30					
	破擦音	無声		ts	t∫				2.16
				0.85	1.31				
		有声		dz	dʒ				1.87
				0.11	1.76				
	通鼻音	有声	m, mj		n, nj				16.28
			5.18		11.10				
	弾音	有声			r, rj				6.91
					6.91				
	半母音	有声	w				j		5.91
			2.78				3.13		
頻度計			10.26	5.99	39.85	5.66	17.91	1.45	81.12

単音節の子音部を示す音素記号は, 以下のとおりとした.
パ=p, ピャ=pj, タ=t, キャ=kj, カ=k, バ=b, ビャ=bj, ダ=d, ギャ=gj, ガ=g, フ=Φ, サ=s, シ=∫, ヒ=ζ, ン(撥音)=N, ハ=h, ザ=z, ツ=ts, チ=t∫, ズ=dz, ジ=dʒ, マ=m, ミャ=mj, ナ=n, ニャ=nj, ラ=r, リャ=rj, ワ=w, ヤ=j.
〔小寺一興:補聴の進歩と社会的応用. p 83, 診断と治療社, 2006〕

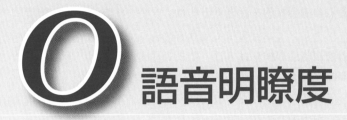

O 語音明瞭度

　本章では難聴者の語音明瞭度検査の結果について詳しく記している．補聴器のフィッティングにおいて，会話理解能力を高める方法，つまり語音明瞭度を改善するための方法について，合理的な試みを行うための手がかりを記している．

　筆者の臨床上の印象として以下のような事実はフィッティングの際に有効であった．すなわち，いわゆる難聴語より良聴語のほうが明瞭度改善の試みに敏感に反応する(O-2)，明瞭度改善は異聴を起こす範囲内での改善を目指すのがよい(O-3)，伝音難聴者(正常者)と感音難聴者では異聴傾向が異なるので正常者で認められる事項は感音難聴者のフィッティングの参考にできないことが多い(O-4)，感音難聴の異聴マトリックスは語音明瞭度検査が閾値上検査であるためにオージオグラムの傾きの影響を受けにくい(O-5)，2000 Hz までが正常であれば 4000 Hz の難聴が重くても語音明瞭度は十分に高い(O-6)，などである．

　明瞭度改善のための周波数レスポンスの調節と圧縮比の調節についての筆者の経験を今後の進歩と発展を期待して O-7 に記している．O-2 からO-6 の結果をふまえ，子音の特徴を考慮したうえで，補聴器の調節について記述した．

語音明瞭度検査は補聴器の適合状態を評価するために重要な検査法である．語音明瞭度検査には，ヘッドホンで語音を与える方法とスピーカから語音を与える方法がある．補聴器使用状態の検査はスピーカ法で行う．

補聴器使用時の語音明瞭度検査は，わが国ではいまだに一般的ではない．しかし，補聴器の目的が会話の聞きとりにある以上は，補聴器使用時の語音明瞭度の評価は重要視されるべきである．

a 語音明瞭度検査に用いる検査語表

語音明瞭度検査には，67 S 語表，57 S 語表，日本語 100 音節，VCV 語表などが用いられる．いろいろなレベルで検査する場合には，語数が少ないので 67 S 語表が便利である．一方，補聴器による明瞭度の改善を正確に評価するためには 57 S 語表が効果的である．日本語 100 音節は，語数が多いが会話に出現することの少ない語音を多く含むため，補聴器適合上は実際的ではない（N-6 参照）．

b 語音明瞭度検査の検査語音レベル

語音明瞭度検査の検査音のレベルは，特に 57 S 語表を行う場合に重要である．一般には，閾値上 30 dB で検査を行えば語音明瞭度が得られると考えられており，閾値上 30 dB から 40 dB のレベルで検査を行うとよい．この考えを支持するのは，明瞭度指数の結果である（N-4 参照）．

補聴耳明瞭度の検査では，快適レベル（MCL；most comfortable loudness level）が検査音レベルとして採用されることも多い．この場合は，難聴者が快適と感じるレベルが最高明瞭度を与えるレベルより低い可能性がある．補聴耳明瞭度の評価では，快適レベルで行う場合には誤差が大きくなることを覚悟しなければならない．

c 語音明瞭度検査の再現性

語音明瞭度検査では，感音難聴者は語音を誤って聞きとる．この場合，難聴者にとって明らかに誤った語音が聞こえる場合と，2 つの語音のいずれかと考える場合がある．後者では，正解することも誤ることもある．このため，語音明瞭度検査の結果は誤差が大きい．

図 1 に示すように，同一の感音難聴者が同一の補聴器を使用して行った語音明瞭度検査の結果を比較すると，2 回の検査の間で明瞭度が大きく異なる患者が少なくないことがわかる．

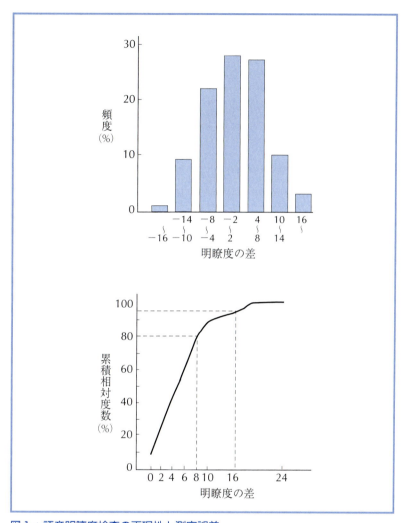

図1 ◆ 語音明瞭度検査の再現性と測定誤差

同一の補聴器で検査日を変えて行った 57 S 語表の最高明瞭度の差を示す.

〔広田栄子, 小寺一興ほか：補聴器適合における語音明瞭度検査の利用. Audiology Japan, 31：755-762, 1988〕

　図1に示した累積度数から判断すると, 同一条件で 8 ％の明瞭度の誤差は 20 ％の頻度で発生する. したがって, 語音明瞭度の誤差は 10 ％以上と考えると, その判断が正しい可能性は 80 ％以上である.

難聴者の子音の聞きとりについては"無声子音(タ行, カ行, サ行, ハ行)が, 難聴者に聞きとりにくい"との一般的考えがある. しかし, これは事実と異なっている. 実際には, 有声の破裂, 破擦, 摩擦音が難聴語である.

a 感音難聴における子音弁別能力の評価法

補聴器適合の観点から, 感音難聴者の語音弁別について述べる場合には, 一般的に以下のような条件で考えることが妥当である.

語音のレベルは, 補聴器を使用すれば会話音を増幅して聞くことが可能なので, 十分な大きさで語音を与えた場合の弁別について検討することがよい. 図1に示す結果は閾値上 30 dB で与えた 57 S 語表の結果である. また, 語音や音素は言語によって異なっているので, 日本人においては日本語の語音について考えなければならない.

検討する難聴者の聴力レベルと語音明瞭度は, もっとも頻度の高い感音難聴者全般を示すものが望ましい. 図1に示す結果は, 180 例の感音難聴者の結果で, 聴力レベルは平均が 50 dB HL であり, 語音明瞭度は 30 ％以上 88 ％以下の 180 例の結果である.

b 無声子音の単音節明瞭度の分布

無声子音(タ行, カ行, サ行, ハ行)の正答率の分布は図1aに示すとおりである. 感音難聴者では 70 ％の患者の明瞭度が 60 ％以上である. また, 単音節明瞭度が 40 ％未満の患者は 3 ％にすぎない. 感音難聴者では, 有声子音に比べて無声子音は弁別が容易である.

無声子音の弁別が困難であるとの見解の出所は, 語音の音響分析の結果から推測されたか, または, 外国語における結果がそのまま採用されているのか, などが推測される. しかし, 日本人の感音難聴者では事実ではない.

c 有声破裂音, 有声摩擦音の明瞭度の分布

有声子音のうちの破裂音, 破擦音, 摩擦音(バ行, ダ行, ガ行, ザ行)は, 感音難聴者にとって聞き誤りやすい語音ある. 明瞭度が 60 ％以上であるのは 47 ％であり, 明瞭度が 40 ％未満は 34 ％の患者にみられる(図1b).

有声破裂音の子音部分は, 無声子音に比べて持続時間が短い. 語音弁別の音響的手がかり(キュー)は子音から母音への渡りの部分(第 2 フォルマントのはじまりの部分)にあるが, 難聴者にとって弁別が困難である. 正常聴力者においてもダ行はもっとも聞き誤りやすい語音である.

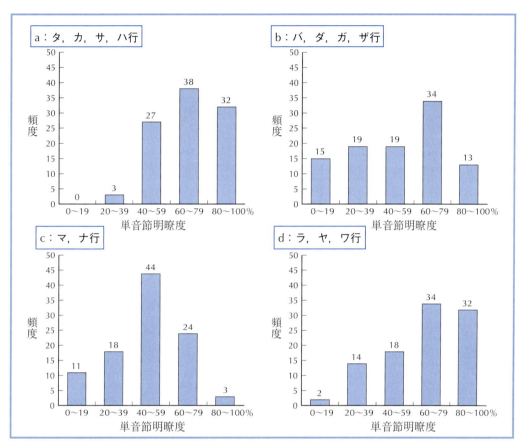

図1◆感音難聴者の子音群ごとの明瞭度の分布

語音明瞭度 30 %以上 88 %以下（平均 59 %）の 180 例の結果を示す.

〔小寺一興，赤井貞康ほか：感音性難聴における日本語音節の異聴の研究，日本耳鼻咽喉科学会会報，96：1404-1409, 1993〕

d｜通鼻音の明瞭度の分布

　通鼻音（マ行，ナ行）も，感音難聴者にとって弁別しにくい語音である．明瞭度が 60 %以上のものは 27 %にすぎず，40 %未満の患者が 29 %にみられる（図1c）．難聴者にとって，通鼻音の明瞭度が低いことは注目されるべきである．

e｜半母音の明瞭度の分布

　半母音（ラ，ヤ，ワ行）は感音難聴者にとって弁別しやすい語音である．半母音の子音部分は，母音と似た声道でつくられるので，レベルが高くかつ持続が長いので弁別が容易である（図1d）．

感音難聴者の語音異聴には一定の傾向がある．語音異聴は，内耳と聴覚神経系の周波数弁別，ラウドネス弁別，時間分析の各機能の障害によって，語音弁別のキュー（手がかり）が識別できないことで発生する．障害が軽い場合は誤答する語音は少なく，異聴先の語音は近似した語音である．障害が重くなると誤答する語音は多くなり，異聴先の語音は多くなる．

a｜感音難聴者の語音異聴にみられる一般的傾向

最高語音明瞭度を与えるレベル，すなわち自覚閾値上約 30 dB で求めた 57 S 語表による語音明瞭度検査の結果を図 1 〜図 3 に示した．語音明瞭度が 72 %以上 90 %以下の 185 例（A 群），52 %以上 70 %以下の 149 例（B 群）および 32 %以上 50 %以下の 96 例（C 群）の結果である．全体的な傾向は以下のようである．

①無声子音の異聴は無声子音間で起こる．②有声破裂音は弾音に異聴しやすい．③通鼻音は通鼻音間または弾音に異聴する．④半母音は弾音に異聴する．⑤単独母音の異聴は存在しない子音を認識すること（語頭子音付加）で起こることが多い．

	p	t	k	s	h	b	d	g	dz	m	n	r	w	y	a	i	ω	e	o	—
t	2	79	13		2							1								2
k		3	95		1															1
s		6	1	83	6															2
h		1	9	2	85				1											1
b	2	4		1	1	65	4	2		9	5		4							4
d		3				10	49	1				33								3
g			2	7		4	5	76				4								2
dz			2					2	89		1	1								5
m										76	17	4								2
n										36	53	9		1						1
r				4	5	1				4	4	79	1							2
w					1					4	2	13	79	1						1
y										1	2		96							1
a	1		10	2		1	1					1			83				1	3
i										1	2	4				93				1
ω			1							1		4	1				92			1
e			4		2	1	1					7				4		78	1	3
o			1			1					1	1							96	1

図1◆明瞭度 72 %から 90 %の例の異聴マトリックス（A 群）
185 例の平均値として求めた異聴マトリックスを%で示す．t の k への異聴，d の b および r への異聴，通鼻音間の異聴，w の r への異聴が特徴として認められる．
〔小寺一興：補聴の進歩と社会的応用. p 98, 診断と治療社, 2006〕

	p	t	k	s	h	b	d	g	dz	m	n	r	w	y	a	i	ω	e	o	—
t	1	62	22	1	6		1	2				1				1	1			3
k		7	88		3															2
s		6	2	75	11							1								3
h		1	16	5	71													1		3
b	1	5	0	4	3	40	7	6		1	1	11	9		7			1		3
d		4	0	1		12	33	4				38	2			1				4
g		4	12		1	4	5	63				9								1
dz		7	2	2				7	70			3				1				6
m										52	28	13		1	1	1		1	1	3
n										36	44	14	1	2		1		1	2	2
r						4	4	2		12	11	55	2	3		1				3
w				1	1	1				3		18	60	13	1					3
y										1	4	8	3	81		1				2
a		9	3		6	1	1	1				2			70				1	4
i			1	1	1					1	5	14				72	1	1		2
ω	1				1					3	3	5		1		3	79	3		2
e		17	3		5	1	1	1				8				3	1	51	5	4
o	1	5	2		13	1		1		1	1					1		2	69	3

図2◆明瞭度 52 %から 70 %の例の異聴マトリックス（B 群）

149 例の平均値として求めた異聴マトリックスを％で示す．無声子音間の異聴，有声破裂音の r への異聴，r の通鼻音への異聴が A 群に加えて特徴として現れる．

〔小寺一興：補聴の進歩と社会的応用．p 99，診断と治療社，2006〕

	p	t	k	s	h	b	d	g	dz	m	n	r	w	y	a	i	ω	e	o	—
t		46	25	4	7		1	2	1			2			1			2	1	6
k		9	81	2	5															3
s		7	6	61	15					1		1	1			1			1	5
h		4	30	8	45					1		1			1	2	2			5
b	1	9	1	2	4	21	6	5			1	26	6		6	1				8
d		5			2	10	19	6		3	2	43	1		1			1	1	5
g	2	6	17		1	6	7	33			1	24	1			1			1	3
dz		9	4		1	1	1	8	52		1	7		1		3				15
m										36	37	11	1	3		1	1	1	1	7
n								1		28	46	14	2	3		2	1		1	2
r		1	1		2	1	3	2		15	16	42	2	3	1	1	2	1		5
w		1	1		8	3	2			2	9	33	28	6		1				4
y					1					3	10	16	5	51		2	2	1		6
a	2	11	13	1	9	2	1					2	1		45				2	9
i		1	1	1	4				1	4	7	14				57	3	2	1	3
ω				1	5			2		3	6	6			1	10	56	1		6
e		21	5		6	1	2	2				10				3		31	11	6
o		8	3		13			1	1			7			1	1		6	50	3

図3◆明瞭度 32 %から 50 %の例の異聴マトリックス（C 群）

96 例の平均値として求めた異聴マトリックスを％で示す．単独母音が存在しない子音を伴うものと認識される（語頭子音付加）．具体的には t，k，h，r 等を伴うと誤認される．母音間ではイとウの異聴，エとオの異聴が起こる．

〔小寺一興：補聴の進歩と社会的応用．p 99，診断と治療社，2006〕

正常聴力者が語音を聞き誤る場合は，語音が小さく弁別の手がかりが聞きとれない場合である．語音のレベルが十分に高ければ，すべての語音を正確に聞きとることができる．伝音難聴者の聞き誤りは正常聴力者の聞き誤りと同様である．

感音難聴者では，語音のレベルが十分に高くても語音を聞き誤る．その原因は，内耳および中枢神経系の聴覚情報を弁別する能力の低下である．

語音明瞭度検査の結果は，全体の正答率で何％かがわかるが，補聴効果の評価や，難聴による障害の評価には十分な評価法ではない．より精密に，どの語音をどの語音に聞き誤ったかで評価しなければならない．

a｜正常聴力者および伝音難聴者の異聴マトリックス

正常聴力者や伝音難聴者で，語音レベルが低い場合に起こる子音の聞き誤りを図1a，図2aに示す．異聴とその機序は以下のように考えられる．

タ行とカ行をハ行に聞き誤る，タ行またはカ行であることを示す成分が聞きとれないことで，もっとも特徴がないハ行に聞き誤ると考えられる．

サ行はタ行に聞き誤る．サ行であることを示すレベルの低い高い周波数の雑音成分が聞こえないことで，タ行に間違えられると考えられる（図1a）．

有声破裂音（バ行，ダ行，ガ行）をタ行または半母音に聞き誤る．バ行，ダ行，ガ行の弁別は，子音部分から母音部分へ渡りの部の第2フォルマントの周波数の変化によって弁別されている．語音レベルが低いと渡りの部の周波数の変化が聞きとれずにラ行に異聴する（図2a）．

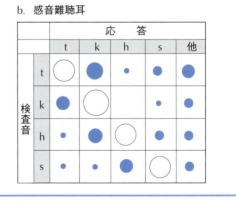

図1 ◆感音難聴耳と正常耳の異聴マトリックス：無声子音
丸の面積は比率を表す．○は正答，●は誤答である．感音難聴耳は閾値上40 dBの結果であり，正常耳は閾値上，約20 dBの結果である．

b 感音難聴者の異聴マトリックス

感音難聴者で語音を十分大きなレベルで聞いた場合の異聴マトリックスを図1b, 図2bに示す. タ行とハ行はカ行に聞き誤る. その機序は不明であるが, タ行とハ行の子音部分が補充現象で強調され, カ行に聞き誤る可能性がある. サ行はハ行に聞き誤る. 高い周波数の雑音成分が聞こえないことで, サ行はハ行に間違えられると考えられる(図1b).

有声破裂音(バ行, ダ行, ガ行)は, 他の有声破裂音またはラ行に聞き誤る. 語音レベルは十分高いので, 感音難聴による周波数弁別能の低下のために, 異聴すると考えられる(図2b).

c 感音難聴者の異聴と正常聴力者の異聴

正常聴力者の異聴は, 語音情報を聞きとれないことで起こる. その結果は"語音における子音部分の周波数情報とレベルの分布"とよく対応する.

一方, 感音難聴者が補聴器を使用する場合は, すべての語音情報が聞きとられていることに注意が必要である. 感音難聴者の異聴の原因は, 周波数弁別能や時間分解能の障害の結果である. 補聴器適合上は"語音における子音部分の周波数情報とレベルの分布"から推定されたことが, 現実と一致するか否かを検討しなければならない. 語音明瞭度検査を行って補聴器調整の結果が目的を達しているか否かを検討する.

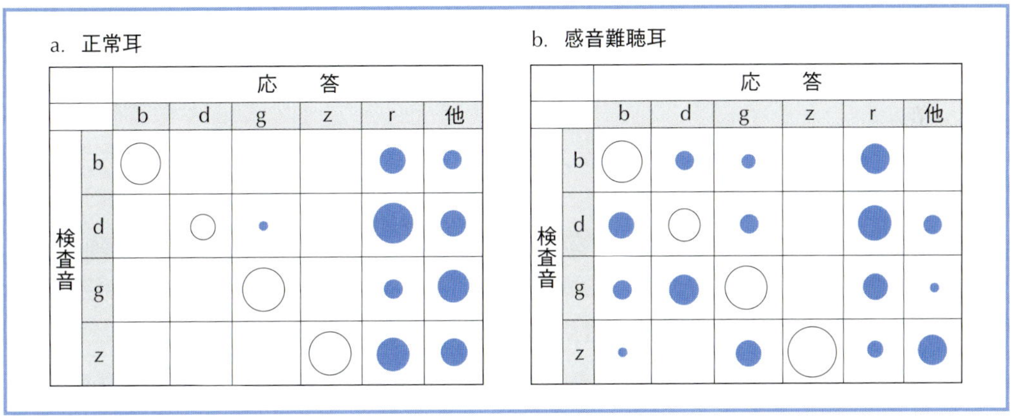

図2◆感音難聴耳と正常耳の異聴マトリックス:有声破裂・摩擦音

丸の面積は比率を表す. ○は正答, ●は誤答である. 感音難聴耳は閾値上40 dBの結果であり, 正常耳は閾値上, 約20 dBの結果である.

　感音難聴者における子音の異聴マトリックスは，オージオグラムの傾きとの間で関連は少ない．語音の弁別では，十分大きなレベルの語音について，周波数情報，音圧情報，時間情報を組み合わせた判断が行われる．一方，オージオグラムは聞きとれる最小のレベルを示しているにすぎない．

　十分大きなレベルの会話音の理解を目的とする補聴器フィッティングを，オージオグラムだけを頼りに行う方法は妥当ではない．

a｜頻度の高いオージオグラム

　最高語音明瞭度が60％から78％の範囲にある難聴者のオージオグラムは水平型から高音障害型が多い．その頻度は100例中で図1にみられるような水平型が14例，高音障害型が38例であり，これらの中間の高音漸傾型は42％であり，これらの計は94％である．水平型（14例）と高音障害型（38例）のオージオグラムを示す難聴者の異聴マトリックスを図2～図4に示す．57 S語表の検査音を十分大きいレベルで聞かせた場合に，最高明瞭度が60％から78％の範囲にある感音難聴者の一般的傾向である（小寺一興，安達忠治ほか：日耳鼻，97：1669-1674，1994）．

b｜無声子音の異聴マトリックス

　図2に水平型の難聴者における異聴マトリックスと高音障害型の難聴者における異聴マトリックスを示す．それぞれの子音の明瞭度は高い順に"カ行""サ行""ハ行""タ行"であり2つの群に差はほとんどない．聞き誤る場合にどの子音となるかも2つの群に差はほとんどない．

c｜有声破裂・摩擦音の異聴マトリックス

　図3に水平型の難聴者における異聴マトリックスと高音障害型の難聴者における異聴マトリックスを示す．それぞれの子音の明瞭度は順に"ザ行""ガ行""バ行""ダ行"であり2つの群に差はほとんどない．聞き誤る場合にどの子音となるかも2つの群に差はほとんどない．

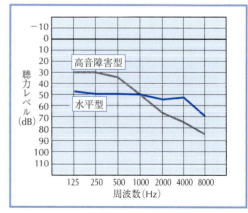

図1◆異聴マトリックスを比較した2群のオージオグラム

最高語音明瞭度が60％から78％の範囲にある難聴者の水平型（14例）と高音障害型（38例）の平均のオージオグラムを示す．

d | 通鼻音の異聴マトリックス

図4に水平型の難聴者における異聴マトリックスと高音障害型の難聴者における異聴マトリックスを示す."マ行"と"ナ行"の正答率は，2つの群に差はほとんどない．聞き誤る場合にどの子音となるかも2つの群に差はほとんどない．

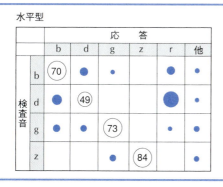
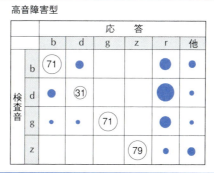

図2◆無声子音の異聴マトリックス
それぞれの子音の明瞭度，聞き誤る場合にどの子音となるか，について2つの群に差はほとんどない．

図3◆有声破裂・摩擦音の異聴マトリックス
それぞれの子音の明瞭度，聞き誤る場合にどの子音となるか，について2つの群に差はほとんどない．

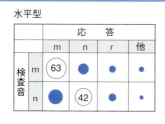

図4◆通鼻音の異聴マトリックス
それぞれの子音の明瞭度，聞き誤る場合にどの子音となるか，について2つの群に差はほとんどない．

O-6 高音急墜型難聴者における語音情報

　感音難聴者は十分に大きいレベルで語音を聞いても，そのすべてを正しく弁別することはできない（L-1 参照）．これを補うために，残った聴力を最大限に利用して語音弁別を行う．いいかえれば，正常能力者が利用しない，異なる周波数のかすかな語音弁別の手がかりも利用する．

　高音急墜型オージオグラムを示す難聴者では，内耳の基底回転側の有毛細胞に高度の障害があり，頂回転側の有毛細胞はほぼ正常である（L-3 参照）．

　高音急墜型オージオグラムを示す難聴者で語音明瞭度検査を行えば，それぞれの語音を弁別する手がかり（キュー）がどのように分布し，どこまで利用されるかを理解することができる．

a｜高音急墜型オージオグラムの患者の母音弁別

　図1に高音急墜型オージオグラムを示す難聴者における，母音の明瞭度検査結果を示す．十分大きなレベルで 57 S 語表を聞かせて，単独母音と後続母音を合わせて求めた母音明瞭度が 60 ％以上のとき理解可能と判断した．

　250 Hz まで正常で 1000 Hz が 90 dB HL を越える図1aの難聴者では，250 Hzまでの情報を正しく聞き，おそらく 500 Hz までの情報を聞いている．このような患者では，母音は“ア”だけを正しく弁別できる．

　図1bの 500 Hz まで正しく聞く難聴者では“ア，ウ，オ，イ”を弁別できる．また，図1cの 1000 Hz まで正しく聞く難聴者では 5 母音を弁別できる．

　以上の結果は，難聴者が正常聴力者と異なる情報を母音弁別に利用していることを示している（N-5 参照）．

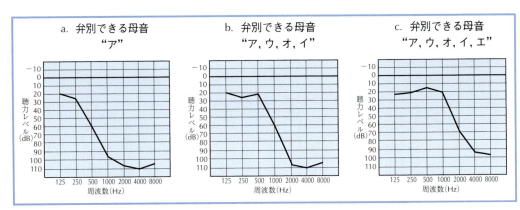

図1◆高音急墜型難聴者が正答できる母音

正常聴力者における第 1 フォルマントと第 2 フォルマントの組み合わせで母音を弁別している（N-5 参照）事実は，難聴者には必ずしもあてはまらない．

〔小寺一興，堀内美智子：急墜型感音性難聴者の語音弁別. Audiology Japan, 40：189-194, 1995〕

218

b | 高音急墜型オージオグラムの患者の子音弁別

図2に高音急墜型オージオグラムを示す難聴者における，子音の明瞭度検査結果を示す．十分大きなレベルで57 S語表を聞かせて，それぞれの子音の明瞭度が60 %以上のとき理解可能と判断した．

図2aの500 Hzまで正常で2000 Hzが90 dBを越える難聴者では，500 Hzまでの情報を正しく聞き，おそらく1000 Hzまでの情報を聞いている．このような患者では，子音は"カ行"だけを正しく弁別できる．

図2bの1000 Hzまで正しく聞く難聴者では"カ，タ，ハ，ガ，ナ，ヤ行"を弁別できる．また，図2cの2000 Hzまで正しく聞く難聴者では"ダ行"を除くほぼすべての子音を弁別できる．

以上の結果は，N-2図1に示した子音弁別の情報が広い範囲に散在しているとの考えを支持している．一般に考えられてる"無声子音(カ，タ，サ，ハ)弁別の手がかりは高周波数帯にある"という考えは，もし"低周波数帯にはない"との考えを意味するなら誤りである．同様に"有声子音を弁別する情報が低・中周波数帯にある"との考え方があれば，これも必ずしも正しくない．

難聴者における語音弁別の状態は，実際に語音明瞭度検査を行って確認しなければならない．

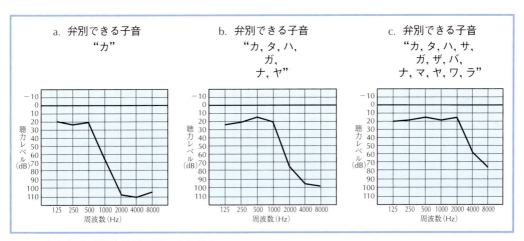

図2 ◆ 高音急墜型難聴者が正答できる子音
無声子音弁別の情報が高周波数帯にあり，有声子音弁別の情報が低・中周波数帯にあるとの考え方は，難聴者には必ずしもあてはまらない．

〔小寺一興，堀内美智子：急墜型感音性難聴者の語音弁別．Audiology Japan, 40：189-194, 1995〕

　感音難聴者の明瞭度改善を実現するための補聴器調節は，筆者の長年の関心事項であった．実験結果または臨床統計をまとめて学会発表を行い，批判を受けることでその妥当性を確認することはできなかったが，臨床上および思索上の経験を重ねてきたので，今後の批判と補聴器フィッティングの発展を期待してその内容を記す．

　明瞭度改善を試み，その評価をするための前提は，補聴器調節において利得と最大出力と周波数レスポンスを適切に調節することである．ここで語音明瞭度検査を行い，そのうえで，周波数レスポンスをどのように変えると明瞭度がさらに改善するのかまたは，圧縮比を変えると明瞭度が改善する可能性があるかを調節しながら検査または問診を行い確かめる．なお，実際のフィッティングでは，明瞭度改善のための補聴器調節が音質の悪化を起こしていないかを最終的に判断する．

　明瞭度改善の効果を評価するためには 57 S 語表を使用する．子音の明瞭度は後続母音の影響を受けるので，67 S 語表では正しく評価できない．なお，半母音と母音は明瞭度が高いいわゆる良聴語なので，ここでは取り上げない．

a 無声子音の明瞭度改善

　無声子音ではサ行はハ行に異聴される（O-3，O-4 参照）．高音急墜型の難聴者の検討から 2000 Hz までが正常であれば正しく聞くことができるので（O-6 参照），周波数レスポンスを高音強調にすることが有効である．また，圧縮比を高くすることで明瞭度を改善できる可能性がある（F-2 参照）．

　タ行をカ行に異聴することについては，子音部分が強調して聞こえることが原因と考えられ，感音難聴でみられる補充現象が関係していると推測される．強調して聞こえることを解消するための補聴器調節は筆者には思いつけない．

　ハ行をカ行に異聴することについては，ハ行は特徴がなく弱い摩擦音なので無声子音であると子音と母音の始まりの間に無音部分があることで認知し，子音部分に特徴がないと認知することが求められる．しかし，子音としての特徴を少なくする調節は現在の補聴器では難しく，この異聴は改善が難しい．

　カ行は明瞭度がよい良聴語である．感音難聴者では無声子音の多くをカ行として聞く傾向がある．

b 通鼻音の明瞭度改善

　通鼻音であることは 300 Hz 付近の低周波数のキューで識別され，感音難聴者にとっては認識が容易である．このため，異聴はマ行とナ行の間で起こる．

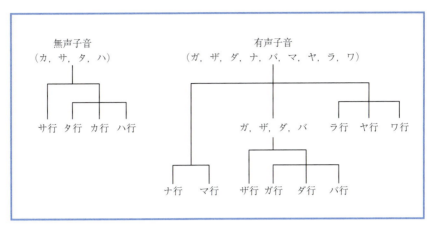

図1◆感音難聴者の子音弁別の段階
上方の区別ほど感音難聴者にとって容易である．最高語音明瞭度が低い難聴者では図の上方に示す語音の間の弁別が困難であり，図の下方に示す語音の弁別はさらに困難である．最高語音明瞭度が高い患者では図の下方に示す語音の間の弁別が困難である．

これを区別するためのキューは臨床上は高周波数帯にあるので，周波数レスポンスを高音強調にすることが有効である．筆者の経験では，明瞭度改善が容易に行える異聴である．

c 有声破裂，破擦，摩擦音の明瞭度改善

ザ行は有声破擦音または有声摩擦音であり，ガ行，ダ行，バ行に比べて明瞭度が相対的に高い．ザ行は子音脱落が起きやすいが，サ行に準じて周波数レスポンスを高音強調にすることが明瞭度改善に有効である．

バ行，ダ行，ガ行は有声破裂音であり，いわゆる難聴語で明瞭度は低い．これらの語音識別のキューの1つは第2フォルマントの始まりの部分（F$_2$ locus）の周波数変化にある．子音の雑音がある第2フォルマントの始まりの部分の周波数が後続の第2フォルマントの持続部分に比べて低ければバ行に聞こえ，逆に高ければガ行に聞こえる．ダ行では周波数の変化が少ない．この事実に対応する補聴器調節は周波数レスポンスを高音強調の方向に調節することであると考えられるが，臨床上はほとんど効果を認めることができない．

ガ行については，圧縮比を高くすることで明瞭度を改善できる可能性がある．バ行も圧縮増幅による明瞭度改善が得られる場合がある．ただし，この効果はリカバリータイムが短ければ文頭および文中で有効であるが，長ければ文頭の第1音のみに有効である．

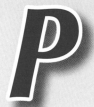補聴器の適正販売

補聴器は管理医療機器であり法律で適正に取り扱われるように規制されている．さらに，医療機器であるので当然に，医学医療の観点から有効な難聴者に，効果が確実であるように調整を行い，医学的に正しい説明を行って販売されなければならない．

補聴器販売に関連する諸団体と，難聴の診断，治療およびリハビリテーションを担当する学会は協力して，難聴者が補聴器を適正に購入して，安全かつ適正に使用できるように自主的な制度を作り上げてきた．

本章では，補聴器の適正販売のための制度について，わが国の現状をまとめて記す．国民の理解が深まることで，難聴者にとって適正な補聴器販売が拡大していくと期待される．

難聴者がわが国で補聴器を購入する場合に，信頼性が高い販売員は公益財団法人テクノエイド協会が認定する認定補聴器技能者である．一般社団法人日本耳鼻咽喉科学会の補聴器相談医と連携しており，補聴器適合の技術において優れた能力を備えている．

認定補聴器技能者が従事している補聴器販売店の住所は，テクノエイド協会のホームページ上で地図とともに公表されている．認定補聴器技能者はテクノエイド協会が発行する認定補聴器技能者証を身に付けているので，難聴者は販売店で販売員が認定補聴技能者であるか否かを確認することができる．

a｜認定補聴器技能者の養成課程

認定補聴器技能者の養成課程では，4年間（実質3年半）の補聴器販売店での実務教育（OJT）の間に，テクノエイド協会が行う講習を毎年受講する．講習の形態と時間は4年間全体で，eラーニング46時限，集合講習（講義や実習）78時限である．講習内容は表1に示すとおりに，補聴器の選択，調整，販売にかかわる多くの項目にわたっている．

b｜認定補聴器技能者認定試験

受験資格は4年間の養成課程を修了する者でかつ，日本耳鼻咽喉科学会の補聴器相談医から連携していることの証明を受けることである．試験の範囲は，表2に示す知識と技能を獲得していると評価するためのものである．

認定補聴器技能者認定試験に合格した者は認定補聴器技能者としてテクノエイド協会が認定し，その名簿はテクノエイド協会が管理している．資格は5年間有効で，5年ごとに更新される．更新のためには，講習会を受講し，現在の能力を示すためにフィッティングケース記録を提出し，改めて補聴器相談医から連携していることの証明を得なければならない．

c｜認定補聴器技能者の数

認定補聴器技能者認定試験に合格した者の数は，平成5年（1993年）から平成26年（2014年）までで累積3762名である．5年ごとに資格の更新が必要であるので，平成27年（2015年）度の時点でテクノエイド協会の名簿に登録されている技能者の数は3283名である（479名は補聴器販売に従事しなくなり，資格更新を行っていない）．年間55万台の補聴器販売を担当するのに十分な数に達している（図1）．

認定補聴器技能者が確実に増加している理由としては，技術レベルが高い補

表1 ◆ 認定補聴器技能者養成課程で 4 年間に講習を受ける項目

1. 補聴器に関する事項(構造, 機能, 特性測定, 耳型採型 など)
2. 販売に関する事項(職業倫理, 補聴器販売, 管理業務, 市場概論 など)
3. 福祉と法規(医事関連法規, 障害者福祉, 障害者心理 など)
4. 医学医療に関する事項(難聴病理, 聴覚検査法, 臨床医学 など)

表2 ◆ 認定補聴器技能者が修得している能力

補聴器相談医の診断・指導に基づき以下の事項を的確に行う知識と技能
1. 聞こえの状況を把握するための所要の質問
2. 適切な補聴器選定
3. 最善の補聴効果を得るための測定と適合調整
4. 補聴器の使用指導
5. 記録の作成および保管

図1 ◆ 認定補聴器技能者認定試験の累積合格者数

平成 5 年から平成 26 年までの累積合格者数は 3762 名である. 5 年ごとに資格更新が必要であるので, 平成 27 年度の名簿登録者数は 3283 名である(479 名は補聴器販売に従事しなくなり資格更新を行っていない). 日本耳鼻咽喉科学会補聴器相談医制度が発足した後に急速に増加している.

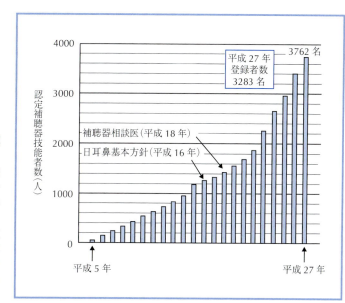

聴器販売が難聴者や障害者から支持されていることが関係しているであろう.

d | NPO 法人日本補聴器技能者協会

　認定補聴器技能者による NPO 法人である. 認定補聴器技能者の社会的地位と技能の向上を目的としている. 協会の会員を対象とした講習会を定期的に開催して新しい情報を会員に提供している. また, テクノエイド協会の認定補聴器技能者養成課程の講師を引き受けるなど事業に協力している.

　難聴者がわが国で補聴器を購入する場合に，補聴器販売店として信頼性が高いのは公益財団法人テクノエイド協会が認定する認定補聴器専門店である．一般社団法人日本耳鼻咽喉科学会の補聴器相談医と連携しており，補聴器販売を適切に行うための設備備品を備えており，認定補聴器技能者が従事している．認定補聴器専門店の住所については，テクノエイド協会のホームページ上で地図とともに公表されている．

a 認定補聴器専門店として認定されるための要件

　認定補聴器専門店として認定を受ける要件は表1に示すとおりで，補聴器の適切なフィッティングを行える環境の店舗であること，必要な設備備品を備えていること，補聴器相談医と連携していること，適切な補聴器販売を行ったことを証明できるための販売記録がすべての難聴者について残されていることなどが求められている．

　テクノエイド協会は，認定補聴器専門店として認定を受けるための申請を行った当該補聴器販売店を実地調査し，設備備品，フィッティング記録，販売記録などが適正なレベルにあることを確認する．要件を満たしており，認定補聴器技能者の知識と技能が十分と判断した店舗について，認定補聴器専門店として認定している．

b 認定補聴器専門店の数

　認定補聴器専門店の数は，図1に示すように平成27年（2015年）の時点で690店である．認定補聴器専門店では設備備品が整えられているので，認定補聴器技能者が能力を十分に生かして補聴器販売が行える．補聴器相談医との連携を深めるなかで，難聴者の立場を十分に考慮した補聴器販売がわが国に普及してきている．

c 一般社団法人日本補聴器販売店協会

　補聴器販売店が参加する社団法人であり，会員数は平成28年（2016年）には960店を越えており，認定補聴器専門店690店のうち564店が会員になっている．機関誌として『FiTTiNG』を定期的に発行しておりまた，技能向上のための講習会や研修会を実施しており，補聴器販売店の社会的信用と補聴器販売の質の向上を目指している．

　補聴器販売店協会は平成27年に，「補聴器適正販売ガイドライン」と「補聴器販売業プロモーションコード」を制定した．従来からの「医薬品医療機器法」「景

表1 ◆ 認定補聴器専門店運営基準

1．人的要件	・認定補聴器技能者が常勤していること
2．物的要件	・構造・設備が適切であること ・補聴器特性測定設備 ・装用効果測定のための設備 ・補聴器修理のための設備・器具 ・イヤモールド補修修正のための設備・器具
3．業務実施上の 　要件	・補聴器相談医と連携し事業を行うことを原則としていること ・業務が認定補聴器技能者によって，または指導監督の下で行われていること ・補聴器購入者ごとに器種，調整，適合に関する記録をすべて日付を付して作成していること

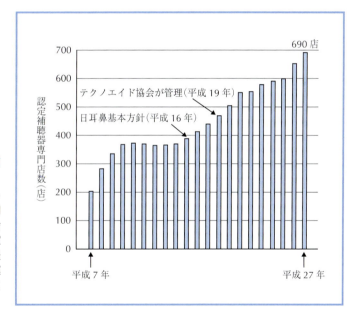

図1 ◆ 認定補聴器専門店の店舗数の推移

平成16年まで380店程度で固定していた店舗数が，その後急速に増加に転じている．日本耳鼻咽喉科学会が補聴器販売に関する基本方針を定め，日本耳鼻咽喉科学会補聴器相談医制度をはじめたことと，事業の運用をテクノエイド協会が行うようになったことが理由として考えられる．

品表示法」「独占禁止法」などの法規制を遵守することは当然のこととして，より高い倫理観を持ち，難聴者の生活の質を向上させる社会的責任を果たしていく意欲を表明している．また，テクノエイド協会の認定補聴器技能者養成課程の講師を引き受けたり，認定補聴器専門店の実地調査を担当するなど事業に協力している．

公益財団法人テクノエイド協会は，補聴器関連事業として認定補聴器技能者および認定補聴器専門店の認定を行っている．これらの補聴器関連事業は昭和64年(1989年)に日本耳鼻咽喉科学会と協力して補聴器部会を置き，補聴器販売員の教育を開始し，平成4年(1992年)から認定補聴器技能者の認定を開始したことにはじまる．その後，内容の充実が継続的に図られ，平成23年(2011年)に要綱と規程を全面的に整備し現在に至っている．

テクノエイド協会の補聴器関連事業の具体的実施には，一般社団法人日本耳鼻咽喉科学会，一般社団法人日本補聴器工業会，一般社団法人日本補聴器販売店協会，NPO法人日本補聴器技能者協会などが協力している．

a 認定補聴器技能者養成要綱および認定補聴器専門店審査要綱に基づく運用

テクノエイド協会の補聴器関連事業については，その運営内容の詳細を認定補聴器技能者養成要綱，認定補聴器専門店審査要綱に定めており，要綱はテクノエイド協会のホームページ上で公表されている．

さらに，養成課程のカリキュラムと講師の決定，認定補聴器技能者認定試験の実施，認定補聴器専門店の実地調査に基づく審査などについて，その運営内容の詳細を補聴器協議会設置規定，養成部会規程，試験部会規程，審査部会規程に定めており，制度が適正に運用されることが保証されている．

補聴器関連事業を運営するための費用は，登録料，講習会受講料，認定試験受験料，専門店審査料で賄われている．単年度ごとに予算の承認と決算の報告が理事会と評議員会で行われており，公益財団法人の事業であるために利益は上げていない．補聴器関連事業の規模は，年間予算として約1.2億円である．

b テクノエイド協会の沿革

テクノエイド協会は昭和62年(1986年)に，官学産の各専門領域を網羅した効率的な福祉機器(福祉用具)の開発普及および活用の発展を目的に厚生省管轄の財団法人として設立された．

「福祉用具の研究開発及び普及の促進に関する法律」が平成5年に施行され，福祉用具の研究開発普及にかかわる厚生労働省の助成事業を実施するわが国唯一の法人としてテクノエイド協会が指定された(指定法人)．そして，わが国における介護保険制度の発足にあたり必要かつ重要な多種類の業務を行った．なお，平成23年6月22日公布の改正介護保険法により指定法人の規定は解除され，平成23年7月には，新公益法人制度の発足にあわせて公益財団法人に移行したが，介護用の福祉機器に関する事業は継続して行っている．

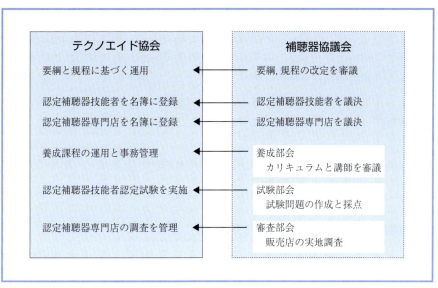

図1 ◆ テクノエイド協会の補聴器関連事業
難聴とそのリハビリテーションに関する知識，補聴器の機能と利用に関する知識などが欠かせないので，審議会である補聴器協議会をとおして関連諸団体の専門家が協力している．

c 補聴器協議会と関連諸団体の協力

　テクノエイド協会の補聴器関連事業には，難聴とそのリハビリテーションに関する知識，補聴器の機能と利用に関する知識などが欠かせないので，専門家の協力が必要である．そのため，外部の審議会として補聴器協議会を置いている．補聴器協議会の委員は，日本耳鼻咽喉科学会，日本補聴器工業会，日本補聴器販売店協会，日本補聴器技能者協会などが推薦している．さらに，難聴者団体代表，福祉関係の専門家などが補聴器協議会の委員を担当している．

　補聴器関連の業務の実施には，講習会や実習の実施などの教育および，販売店の業務内容の実地調査などの審査が含まれるが，養成部会が教育を担当し，審査部会が販売店の調査を担当している．これらの部会は補聴器協議会の内部に置かれ，テクノエイド協会が規程に基づき管理運営して業務を行っている．

　認定補聴器技能者認定試験は，テクノエイド協会が実施している義肢装具士の国家試験に準じて，公正に行われている．出題者は日本耳鼻咽喉科学会，一般社団法人日本聴覚医学会に属する学者，音響工学，難聴教育に従事する学者および実務家が担当している．合格率は 80 ％から 85 ％の範囲にある．

　難聴者が補聴器使用を考えた場合には，まず補聴器相談医の診察を受けることがすすめられる．補聴器相談医は補聴器の適応決定，器種選択，調整について専門的な助言指導ができる耳鼻咽喉科専門医である．あらかじめ補聴器相談医に購入補聴器の器種，機能，価格などについて相談すれば，より適正で難聴に適合した機能の補聴器を購入することができる．

　補聴器キーパーソンが各都道府県に1名おり，補聴器相談医を管理し，新しい必要な情報を伝達し，適正な販売が行われるよう活動している．また，補聴器相談医の氏名と勤務先は一般社団法人日本耳鼻咽喉科学会のホームページで公表されている．

a　補聴器キーパーソンとその役割

　補聴器キーパーソンは日本耳鼻咽喉科学会の地方部会（全国の各都道府県に置かれた学会の支部）にそれぞれ1名が置かれ，学会理事長から委嘱されている．そして，補聴器キーパーソンはそれぞれの県の補聴器相談医を管理し，補聴器相談医に情報を伝達しまた，認定補聴器技能者との相互連絡を図っている．

　補聴器キーパーソンは，補聴器相談医を申請するための講習会や相談医資格更新のための講習会を開催し，補聴器に関する研究会の開催などを行っている．また，全国会議を毎年開催し，日本耳鼻咽喉科学会の方針を確認し，全国的に難聴者にとって適正な補聴器販売が行われるように活動している．

b　日本耳鼻咽喉科学会補聴器相談医の資格

　補聴器相談医の資格は，各都道府県の日本耳鼻咽喉科学会の地方部会長と補聴器キーパーソンの申請にあわせて，日本耳鼻咽喉科学会理事長が委嘱する．申請するためには次の条件を満たさなければならない．まず第一に日本耳鼻咽喉科学会の耳鼻咽喉科専門医であることが求められる．耳鼻咽喉科専門医の資格は，医師免許証取得後6年間の耳鼻咽喉科の医師としての研修（臨床経験）を経た後，学会が行う専門医試験に合格しなければならない．

　加えて補聴器相談医となるための申請を行うには，講習会を受講しなければならない．講習会には厚生労働省主催，日本耳鼻咽喉科学会および一般社団法人日本聴覚医学会の後援で1週間で行われる「補聴器適合判定医師研修会」または日本耳鼻咽喉科学会地方部会で補聴器キーパーソンが開催する2日で行われる「補聴器相談医申請のための講習会」がある．前者の補聴器適合判定医師研修会の修了者は図1に示すように累積2779名である．わが国の耳鼻咽喉科医師の補聴器に関する知識は，欧米の先進国の耳鼻咽喉科医師に比べて格段に深い．

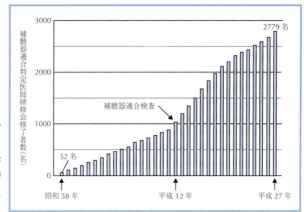

図1 ◆ 補聴器適合判定医師研修会の修了者数

厚生労働省主催，日本耳鼻咽喉科学会および日本聴覚医学会の後援で1週間の講義と実習を含む講習会である．修了者は1万人を越える耳鼻咽喉科医師のほぼ4分の1である．

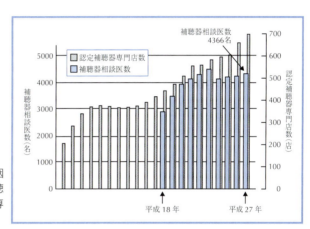

図2 ◆ 補聴器相談医数の推移

日本耳鼻咽喉科学会補聴器相談医は，耳鼻咽喉科医師の約4割である．平成18年の補聴器相談医制度の開始を契機に，認定補聴器専門店の数が増加している．

c｜補聴器相談医の役割

　補聴器相談医は，難聴者が補聴器を適切に使用できるように診療を行う．補聴器相談医の診察を受ければ適応決定が正しく行われるので，不要な補聴器を購入する危険や，片耳使用で十分であるのに両耳の補聴器を購入する危険を避けることができる．さらに，補聴器購入後に問題を感じた場合には，補聴器相談医から認定補聴器技能者に指導，助言を伝えることで，解決することができる．補聴器相談医が行う診療と活動は次のとおりである．

1. 難聴の原因の診断，治療方針の判断，補聴器が必要な場合はその診断を行う．
2. 信頼できる補聴器販売店に，補聴器選択についての判断を含め紹介する．
3. 補聴器購入後に難聴者に不満があれば，専門医としての判断を添えて補聴器販売店に指示または依頼を行う．

一般社団法人日本耳鼻咽喉科学会は，会員数 1 万人を越え，全国のほぼすべての耳鼻咽喉科医師が会員になっている．耳鼻咽喉科の医学，医療の対象は，聴覚医学，耳科学，鼻科学，咽頭科学，喉頭科学，頭頸部外科学の領域のすべての疾患を含んでいる．学会はさまざまな領域に関する活動を行っている．

補聴器に関する活動としては，身体障害者福祉については昭和 40 年（1965年）から，補聴器技能者については昭和 62 年（1987 年）から取り組んでおり，特に平成 16 年（2004 年）に「補聴器販売の在り方に関する（社）日本耳鼻咽喉科学会の基本方針」を定め，難聴者が適正に補聴器を利用できる社会の実現を図っている．

a 補聴器販売の在り方に関する基本方針と補聴器相談医制度

日本耳鼻咽喉科学会は，改正薬事法で補聴器が管理医療機器に定められたことを契機に，平成 16 年に「補聴器販売の在り方に関する（社）日本耳鼻咽喉科学会の基本方針」（表 1）を決定し，平成 18 年（2006 年）に日本耳鼻咽喉科学会補聴器相談医制度を開始した（P-4 参照）．デジタル補聴器の開発と普及によって，格別に高価格の補聴器が販売されるようになり，技能が低い販売者が利益を求めることだけを目的に補聴器販売を行う行為が横行し，耳鼻咽喉科医師に多くの不満が寄せられる状況に対応したものであった．

b 認定補聴器技能者制度の成り立ち

認定補聴器技能者制度は，表 2 に示すように昭和 62 年（1987 年）に日本耳鼻咽喉科学会が中心となり補聴器士国家資格制度（案）を作成し国家資格とする活動を行ったことにはじまる．この国家資格化の試みは，補聴器販売が病院外で行われるため医師の直接の管理下に置けないので，実現しなかった．なお，同時に検討された臨床工学技士，義肢装具士は国家資格になった．

補聴器の適合販売は聴覚リハビリテーションの重要な要素であることから，補聴器技能者に自主的な認定制度を導入することとなり，義肢装具士の国家試験を担当するテクノエイド協会に昭和 63 年（1988 年）に補聴器部会を置き，平成 2 年（1990 年）に補聴器技能者講習会を開催し，平成 5 年（2011 年）に認定補聴器技能者試験がはじめて行われた（P-1 参照）．

c 身体障害者福祉法による補聴器交付への取り組み

平均聴力レベルが 70 dB 以上の高度難聴者には，わが国では障害者総合支援法と身体障害者福祉法によって補聴器の給付が行われており（P-7 参照），重度

表1 ◆ 補聴器販売の在り方に関する(社)日本耳鼻咽喉科学会の基本方針

　わが国における補聴器販売の実態については，難聴者に不利益となる事例が多く発生しており，早急に改善を図る必要がある．

　日本耳鼻咽喉科学会は，難聴者がそのコミュニケーション障害に有効な補聴器を適正に使用できるように，以下の基本方針の基に実態の改善に努めていきたい．

1. 補聴器は，難聴によるコミュニケーション障害の補完を目的とする医療機器であり，耳鼻咽喉科医の診断のもとに購入されるべきである．
2. 補聴器販売に従事する者は，その難聴者に有効かつ適正な補聴器を販売するために，耳鼻咽喉科医の指導を受ける．
3. 各都道府県地方部会では地方部会長，補聴器キーパーソン，福祉医療委員会委員，補聴器相談医等の協力のもとに上記事項の実現を目指す．

（平成 16 年 5 月 11 日　理事会決定）

表2 ◆ 日本耳鼻咽喉科学会の補聴器に対する関与（年表）

昭和 40 年	第 1 回「身体障害者福祉医療講習会」
昭和 58 年	第 1 回「補聴器適合判定医師研修会」
昭和 62 年	日本耳鼻咽喉科学会の要請で「ヒアリングシステム研究会」設立
	補聴器士国家資格認定資格制度（案）を作成，国家資格化は見送り
昭和 63 年	（財）テクノエイド協会は補聴器部会を設立
平成 2 年	第 1 回「補聴器技能者講習会」
平成 5 年	第 1 回「認定補聴器技能者試験」受験資格は耳鼻科専門医と連携
平成 5 年	補聴器キーパーソン制度発足　日本耳鼻咽喉科学会の組織
平成 12 年	「補聴器適合検査」が医療行為として診療報酬に加わる
平成 16 年	補聴器販売の在り方に関する日本耳鼻咽喉科学会の基本方針
平成 18 年	日本耳鼻咽喉科学会補聴器相談医制度が発足

〔小寺一興：補聴の進歩と社会的応用．診断と治療社，2006〕

難聴者には年金の給付も行われている．この制度が適正かつ円滑に行われるように，日本耳鼻咽喉科学会は昭和 40 年から身体障害者福祉医療講習会を開催し，その後現在まで毎年会員を対象とした講習会を開催している．

　昭和 58 年（1983 年）には厚生省（現在は厚生労働省）主催の補聴器適合判定医師研修会が，1 週間の内容で開催されており，日本耳鼻咽喉科学会と日本聴覚医学会は協力を継続している（P-4 **図1** 参照）．

P-6 日本聴覚医学会の補聴器関連の活動

　一般社団法人日本聴覚医学会は，聴覚ならびにその障害に関する研究の進歩と発展を図ることを目的とする学術団体である．会員数は約 2700 人で，耳鼻咽喉科医師は約 1700 人であり，言語聴覚士，難聴教育教員，音響工学者，補聴器技能者などが 1000 名の構成である．

　補聴器に関する活動としては，学術講演会，研究会，講習会の開催を毎年行っている．さらに，検査法の制定，検査用音源の頒布などを行っている．

　一般社団法人日本耳鼻咽喉科学会と日本聴覚医学会の関係については，学術的側面を日本聴覚医学会が担当し，日本耳鼻咽喉科学会は学会外の社会，諸団体および耳鼻咽喉科医師全体との関係を担当する．

a 学術講演会，研究会，講習会の開催

　毎年開催される学術講演会では，総演題数約 180 題の研究発表が行われる．補聴器に関しては 30 題を越える研究発表が行われるが，わが国でもっとも多数でかつ，もっとも内容の質が高い研究発表である．また，毎年，学術講演会終了後に補聴研究会が開かれ，耳鼻咽喉科医師，言語聴覚士，難聴教育教員，日本補聴器工業会技術委員の講演が行われている．

　毎年別の時期に開催される 1 週間の講習会では，国家資格（言語聴覚士，臨床検査技師）の所持者を対象に，聴力検査および補聴器に関する講習会を開催している．

b 補聴器適合検査の指針の制定

　補聴器適合検査は平成 12 年（2000 年）に医療行為として診療報酬に加えられた．これに対応して日本聴覚医学会は補聴器適合検査の指針を定め（K-1 参照），検査用音源を作成し頒布している．なお，日本補聴器技能者協会が定めた補聴器販売店における補聴効果の確認法は，補聴器適合検査の指針から補聴器販売店が行うために適した部分を選択してまとめたもので内容に矛盾はない．

c 日本耳鼻咽喉科学会と日本聴覚医学会の関係

　日本聴覚医学会は学術研究を主とする学会である．これに対して，日本耳鼻咽喉科学会には社会的役割を担当する側面があり，かつ耳鼻咽喉科医師全体に対して学会としての行動を会員に要請する役割がある．つまり，学術団体としての日本聴覚医学会の見解は，日本耳鼻咽喉科学会で取り上げられ日本耳鼻咽喉科学会としての見解となれば，学会外の社会に対する耳鼻咽喉科医師の正式な意見表明となる．

表1 ◆ 補聴器販売に関連する医療類似行為に関する見解（抜粋）

1. 適応決定について

　a. 補聴器相談医は認定補聴器技能者に対して，補聴器を初めて使用する難聴者については補聴器を販売する前に，適応決定の診断を相談医から受けるように勧めるよう要請する．

2. 聴力測定および補聴効果の測定と説明について

　a. 認定補聴器技能者が行う聴力測定の方法は，日本聴覚医学会が定めた聴覚検査法と矛盾対立しない内容でなければならない．測定結果は補聴器調整と適合判定のためのみに利用することとする．適応決定や販売促進・宣伝に用いてはならない．

　b. 補聴効果の評価に用いる方法と判定基準は，日本聴覚医学会が定めた補聴器適合検査の指針と矛盾対立しない内容でなければならない．難聴者への説明においては，評価結果を正確に伝えることとする．

3. 耳型採型について

　a. 外耳道・鼓膜が正常な者の耳型採型は医療類似行為であり，病院・診療所以外の補聴器販売店では認定補聴器技能者が行うことが妥当である．認定補聴器技能者以外の無資格者が耳型採型を行うことは不適切であると考える．

　b. 術後耳の耳型採型は病的な耳に対する行為であり，医療行為である．医師または医師の直接の指導下に有資格者が行うべきである．

〔原　晃，日本聴覚医学会福祉医療委員会：補聴器販売に関連する医療類似行為に関する見解．Audiology Jap 59：151-154, 2016〕

　過去に日本耳鼻咽喉科学会が表明した補聴器適合に関する診療情報提供書および報告書，耳鼻咽喉科診療所における補聴器販売に関する見解，などについては，見解を表明する前に日本聴覚医学会に内容について諮問した．

d │ 補聴器の適合販売に関する社会医療的見解の表明

　日本聴覚医学会は社会医学的また臨床医学的見地から「補聴器販売に関連する医療類似行為に関する見解」をまとめ発表した（Audiology Japan 59：151-154, 2016）．表1に内容の抜粋を示した．

　要点を述べれば，補聴器購入においては販売業者と難聴者の間には利益相反があるので，適応決定は補聴器相談医が行うべきである．聴力測定，補聴効果の測定，耳型採型は，認定補聴器技能者が行うべきであり，無資格者が行ってはならない．なお，術後耳の耳型採型は医療行為であり，認定補聴器技能者であっても行ってはならないとの見解である．

　上記のように，この見解は日本聴覚医学会が表明した学術的見解である．もし，日本耳鼻咽喉科学会が検討し修正を加えて同様な見解を表明すれば，それが社会に対するより上位の見解となる．

補聴器は疾患によって難聴となり，コミュニケーション障害が残る障害者が使用するリハビリテーション医療で使用される機器である．これを難聴者の立場でみると，普通の生活を行うための生活必需品である．補聴器の器種選択が適切に行われ，装用耳が適切に判断され，補聴器の機能が十分に発揮されるようにフィッティングとアフターケアが適切に行われるべきである．

a 管理医療機器としての補聴器

医薬品医療機器法で補聴器は管理医療機器であると定められており，安全を確保する観点からクラス II に分類されている．販売を担当する者は営業所ごとに都道府県知事に届け出をしなければならずまた，管理者を設置しなければならない．医療機器であることから，補聴器のフィッティングと適用は医学・医療の常識に従ったものであるべきと考えられる．

b 福祉機器としての補聴器

障害者総合支援法は，一定以上の難聴によるコミュニケーション障害がある難聴者が補聴器を購入する場合に，補助を行うことを定めている．原則として購入補聴器の 9 割を給付することになっており，難聴者の負担は 1 割である（所得が高いと給付額は少なくなる）．社会福祉の観点から行政が行う施策である．

補助を受けられる難聴の程度は，身体障害者福祉法で定められており，等級表は表 1 に示すとおりである．難聴者は福祉事務所で書類を受け取り，判定ができる医師を聞き，判定医の診察を受けて法で定める身体障害者に該当することを示す意見書を書いてもらうことで補助を受けることができる．

補聴器販売店は，難聴者が身体障害者福祉法が定める身体障害者に該当する可能性がある場合には，補聴器販売に先立って難聴者に情報を提供することが当然に求められる．

表 1 ◆ 聴覚障害等級表

等級	聴覚障害の程度
6 級	両側の平均聴力が 70 dB 以上または， 一側の聴力が 50 dB 以上で他側の聴力が 90 dB 以上
4 級	両側の平均聴力が 80 dB 以上または， 両側の最高語音明瞭度が 50 % 以下
3 級	両側の平均聴力が 90 dB 以上
2 級	両側の平均聴力が 100 dB 以上

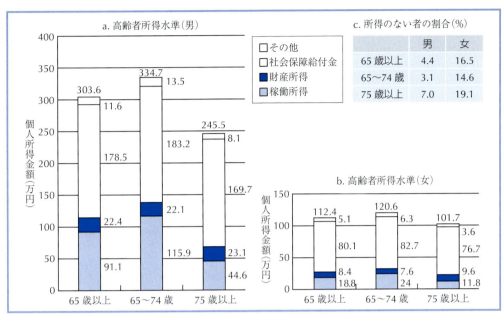

図1 ◆ 高齢者の所得水準（平成 12 年，所得の種類別）

資料：平成 14 年～15 年度厚生労働科学研究（政策科学推進研究）「医療負担のあり方が医療需要と健康・福祉の水準に及ぼす影響に関する研究」における「国民生活基礎調査」個票の再集計結果.

（注）所得のない者を含んだ平均値. 稼働所得とは，雇用者所得，事業所得，農耕・畜産所得，家内労働所得の合計，いわゆる就労による所得. 財産所得は家賃・地代の所得，利子・配当金の合計，社会保障給付金は公的年金・恩給，その他の社会保障給付金の合計，その他は上記以外の所得の合計.

〔小寺一興：補聴の進歩と社会的応用. p120，診断と治療社，2006〕

c 高齢者所帯の経済状態

図1に高齢者の経済状態を示した. 平成 15 年（2003 年）の厚生労働省「国民生活基礎調査」に基づく図であるが，高齢者の経済状態はこの 10 年間でほとんど変化がない. 平成 24 年（2012 年）の厚生労働省「国民生活基礎調査」と比較すると，高齢者一所帯あたりの総所得はともに 303.6 万円と全く差がなく，所帯 1 人あたりの平均総所得は平成 15 年が 196 万円，平成 24 年が 195.1 万円とほとんど同一である.

なお，生活保護を受けている 65 歳以上の者は平成 14 年（2002 年）が 44 万9320 名（保護率 1.9 ％）で平成 23 年（2011 年）が 78 万 3404 名（保護率 2.63 ％）である.

補聴器は難聴者にとって聴覚リハビリテーションに欠かせない機器であり，生活必需品であることを考えると，補聴器販売業者には難聴者の価格への希望を十分に考慮した器種選択と装用耳の選択を行うことが求められている.

参考文献

本書執筆の目的は，補聴器のフィッティングと適用についての考え方を簡潔に記すこととした．臨床的かつ基本的な内容であり，国内，国外の研究論文は収載しなかった．しかし，"考え方"は可能な範囲で科学的に検証されることが望ましい．一般に考えられていることと異なる本書の考え方については，研究協力者との共同研究に基づいたものが多い．以下に筆者が関与した研究のリストを収載した．これらの論文および講演集に具体的な実験結果が記載されている．より厳密な理解や疑問の解決に役立てば幸いである．

∷ 研究論文

1) 佐川幸子・小寺一興・広田栄子：高音漸傾型感音難聴における補聴器適合．帝京医学雑誌，4：247-253，1981

2) 広田栄子・小寺一興・佐川幸子：語音明瞭度の差に基づいた補聴器の適合．耳鼻と臨床，28：174-179，1982

3) 工藤多賀・小寺一興：補聴器適合における，MCL，UCL，語音明瞭度の相互関係．耳鼻咽喉科臨床，75：1409-1415，1982

4) 広田栄子・小寺一興：中等度感音性難聴児における補聴器の型の選択．耳鼻咽喉科臨床，75：779-785，1982

5) 加納有二・広田栄子・小寺一興：補聴の背景にある環境騒音の分析．耳鼻咽喉科臨床，75：1417-1425，1982

6) 堀内美智子・小寺一興：中等度感音難聴者に適合する補聴器の周波数特性．Audiology Japan，26：729-734，1983

7) 小寺一興・工藤多賀・広田栄子・堀内美智子：中等度感音性難聴者に適合する補聴器の最大出力音圧レベル．Audiology Japan，27：112-117，1984

8) 加納有二・梅田泰正・工藤多賀・小寺一興：補聴器装用時の騒音下のMCLと語音明瞭度．Audiology Japan，27：125-131，1984

9) 広田栄子・小寺一興：補聴器の最大出力音圧の語音明瞭度への影響．耳鼻咽喉科臨床，77：793-801，1984

10) 広田栄子・小寺一興：補聴器の音質と電気音響的特性との関係；感音性難聴者における検討．Audiology Japan，27：144-152，1984

11) 広田栄子・小寺一興：57S語表と57語表との比較；中等度難聴者における検討．Audiology Japan，28：97-101，1985

12) 工藤多賀・加納有二・小寺一興：周波数特性の変化と環境騒音の不快閾値；補聴器適合への応用．Audiology Japan，30：785-791，1987

13) 広田栄子・小寺一興・工藤多賀：補聴器適合における語音明瞭度検査の利用．Audiology Japan，31：755-762，1988

14) 前田知佳子・広田栄子・小寺一興：感音性難聴者における語音明瞭度と補聴器使用の年齢別検討．Audiology Japan，33：215-219，1990

15) 赤井貞康・小寺一興・矢吹今日子・前田知佳子：感音性難聴における聴力閾値と語音明瞭度の関係．Audiology Japan，33：210-214，1990

16) 長井今日子・小寺一興・芦野聡子・前田知佳子：会話音に対する快適レベルと不快レベルの測定．Audiology Japan，34：259-264，1991

17) 小寺一興・赤井貞康・出水みゆき・廣田栄子・三浦雅美・矢部進：子音の明瞭度による感音難聴の分類．Audiology Japan，35：582-587，1992

18）前田知佳子・小寺一興・長井今日子・三浦雅美・矢部進：単音節検査用語音の語音音圧と明瞭度の検討．Audiology Japan，35：276-282，1992

19）工藤多賀・小寺一興：カナルシュミレータによる補聴器適合．Audiology Japan，35：276-282，1992

20）小寺一興・赤井貞康・廣田栄子・三浦雅美・矢部進：感音性難聴における日本語音節の異聴の研究．日本耳鼻咽喉科学会会報，96：1404-1409，1993

21）小寺一興・安達忠治・設楽仁一・加知賢次郎：補聴器の周波数レスポンスと語音明瞭度．日本耳鼻咽喉科学会会報，97：1669-1674，1994

22）小寺一興・堀内美智子：急墜型感音性難聴患者の語音弁別．Audiology Japan，38：298-304，1995

23）小寺一興・平石光俊・三浦雅美：調音結合の語音明瞭度への影響．Audiology Japan，40：189-194，1997

24）小寺一興・平石光俊：日本語会話における単音節の出現頻度．Audiology Japan，41：73-78，1998

■■ 聴覚医学会講演録

25）加納有二・広田栄子・小寺一興：補聴器適合における耳小筋反射の利用．Audiology Japan，21：451-452，1978

26）岩堀幸子・工藤多賀・小寺一興：補聴器の音響利得と装用時利得との比較．Audiology Japan，21：619-620，1978

27）広田栄子・加納有二・小寺一興：水平型感音難聴者における低周波数遮断の影響．Audiology Japan，22：349-350，1979

28）工藤多賀・広田栄子・小寺一興：補聴器の周波数特性とMCL，UCLの関係．Audiology Japan，23：435-436，1980

29）広田栄子・佐川幸子・小寺一興：難聴小児に対する耳掛形補聴器と箱形補聴器の選択．Audiology Japan，23：571-572，1980

30）広田栄子・小寺一興：最大出力音圧調整が明瞭度に与える影響．Audiology Japan，24：457-458，1981

31）加納有二・広田栄子・小寺一興：難聴者の補聴の背景にある環境騒音の測定と分析．Audiology Japan，24：467-468，1981

32）堀内美智子・小寺一興：中等度感音性難聴者に適合する補聴器の周波数特性．Audiology Japan，25：401 - 402，1982

33）広田栄子・小寺一興：補聴器調整が音質調整に与える影響．Audiology Japan，25：403-404，1982

34）加納有二・小寺一興：補聴の背景としての騒音下発生音レベルの自己調節について．Audiology Japan，25：417-418，1982

35）加納有二・梅田泰生・工藤多賀・小寺一興：補聴器装用時の騒音下のMCLと語音明瞭度．Audiology Japan，26：343-344，1983

36）小寺一興・工藤多賀・広田栄子・堀内美智子：難聴の種類・程度と補聴器の最大出力音圧レベル．Audiology Japan，26：345-346，1983

37）広田栄子・小寺一興：補聴器の音質評価語の分析．Audiology Japan，26：365-366，1983

38）堀内美智子・小寺一興：難聴の種類と適合する補聴器の周波数特性．Audiology Japan，27：547-548，1984

39）広田栄子・工藤多賀・堀内美智子・小寺一興：補聴耳と裸耳の明瞭度の比較．Audiology Japan，27：567-568，1984

40）小寺一興・広田栄子：補聴器適合のための語音検査の方法．Audiology Japan，27：569-570，1984

41）広田栄子・小寺一興：補聴器の周波数特性と音質評価．Audiology Japan，28：657-658，1985

42）小寺一興・広田栄子・鈴木雅一：軽度中等度難聴の補聴器の適応．Audiology Japan，29：551-552，1986

43）広田栄子・小寺一興：補聴器の両耳装用における音質評価．Audiology Japan，29：559-560，1986

44）小寺一興・広田栄子・鈴木雅一：軽中等度難聴における補聴器の装用時間と利得．Audiology Japan，29：559-560，1986

45）広田栄子・小寺一興：高度感音性難聴者の聴覚的弁別力の検討．Audiology Japan，30：327-328，1987

46）矢吹今日子・小寺一興：両側性の伝音性難聴・混合性難聴における補聴耳の UCL と MCL．Audiology Japan，30：329-330，1987

47）小寺一興・矢吹今日子・丸山敬史：補聴器使用者における聴力の長期追跡．Audiology Japan，31：335-336，1988

48）工藤多賀・小寺一興：マスターヒヤリングエイドによるカスタム補聴器の適合．Audiology Japan，31：689-690，1988

49）矢吹今日子・小寺一興：会話音による快適レベルと不快レベルの測定．Audiology Japan，31：691-692，1988

50）芦野聡子・小寺一興・工藤多賀：補聴器の器種変更を必要とした症例の検討．Audiology Japan，31：693-694，1988

51）広田栄子・芦野聡子・小寺一興：補聴器のコンプレッションが明瞭度に与える影響．Audiology Japan，32：301-302，1989

52）小寺一興・小山澄子・工藤多賀・北義子：騒音下で適合する補聴器の周波数特性．Audiology Japan，32：325-326，1989

53）前田知佳子・小寺一興・矢吹今日子・赤井貞康：騒音下の語音明瞭度．Audiology Japan，32：443-444，1989

54）矢吹今日子・小寺一興・広田栄子：伝音性難聴および混合性難聴に適合する補聴器の調整条件．Audiology Japan，32：603-604，1989

55）長井今日子・小寺一興・広田栄子：両側性の伝音性難聴，混合性難聴の補聴耳の UCL と MCL．Audiology Japan，33：659-660，1990

56）工藤多賀・小寺一興：カナルシュミレータによる補聴器適合の問題点．Audiology Japan，33：669-670，1990

57）広田栄子・小寺一興：補聴器のコンプレッションが明瞭度に与える影響の検討．Audiology Japan，33：679-680，1990

58）小寺一興・出水みゆき・赤井貞康・米本清：適合した補聴器の騒音下の明瞭度．Audiology Japan，33：681-682，1990

59）三浦雅美・小寺一興・赤井貞康：補聴器フィッティングのための実使用環境音再現装置．Audiology Japan，34：311-312，1991

60）船橋陽子・三浦雅美・小寺一興・広田栄子：環境騒音下での補助器の「うるささ」とフィッティング手法について．Audiology Japan，34：313-314，1991

61) 赤井貞康・北義子・広田栄子・小寺一興：明瞭度不良例の異聴と補聴器適用. Audiology Japan, 34：319-320, 1991

62) 前田知佳子・小寺一興・工藤多賀・三浦雅美・矢部進：CD（TY- 89）と 57 S 語表の比較. Audiology Japan, 34：321-322, 1991

63) 小寺一興・赤井貞康・出水みゆき・広田栄子・三浦雅美：語音明瞭度検査にもとずく難聴の分類. Audiology Japan, 34：329-330, 1991

64) 出水みゆき・小寺一興・長井今日子：術後耳における裸耳利得と挿入利得の変化. Audiology Japan, 34：349-350, 1991

65) 広田栄子・小寺一興・三浦雅美・矢部進：アナログ処理・デジタル処理におけるコンプレッションの影響. Audiology Japan, 34：355-356, 1991

66) 設楽仁一・小寺一興・鈴木真純・三浦雅美：デジタル補聴器 HD-10 における伸長増幅の効果. Audiology Japan, 35：325-326, 1992

67) 広田栄子・斉藤宏・小寺一興・三浦雅美・若山由美子：デジタル処理におけるピーククリッピングの明瞭度への影響. Audiology Japan, 35：333-334, 1992

68) 安達忠治・小寺一興・設楽仁一・芦野聡子：難聴者の語音明瞭度と日常生活の困難度との関係. Audiology Japan, 35：389-390, 1992

69) 前田知佳子・小寺一興・広田栄子・北義子・三浦雅美・矢部進：57 S テープと TY-89, 新単音節語表 TS- 1 の比較. Audiology Japan, 35：395-396, 1992

70) 設楽仁一・小寺一興・広田栄子・工藤多賀・鈴木真澄：圧縮増幅の語音明瞭に対する効果. Audiology Japan, 36：303-304, 1993

71) 小寺一興・安達忠治・設楽仁一・加知賢次郎：周波数レスポンスと語音明瞭度の関係. Audiology Japan, 36：315-316, 1993

72) 張道行・小寺一興・広田栄子：補聴器使用耳の聴力経過観察. Audiology Japan, 36：351-352, 1993

73) 斎藤宏・小寺一興・前田知佳子・北義子：周波数分解能検査法の検討. Audiology Japan, 36：717-718, 1993

74) 安達忠治・小寺一興・工藤多賀：補聴器両耳装用の効果と問題点. Audiology Japan, 37：359-360, 1994

75) 堀内美智子・小寺一興：急墜型感音難聴者への補聴器の適合. Audiology Japan, 37：361 - 362, 1994

76) 小寺一興・堀内美智子・三浦雅美：急墜型感音性難聴患者における語音弁別の学習. Audiology Japan, 37：363-364, 1994

77) 設楽仁一・小寺一興・鈴木真澄：圧縮増幅による異聴傾向の改善の検討. Audiology Japan, 37：381-382, 1994

78) 前田知佳子・小寺一興・広田栄子・北義子・三浦雅美・矢部進：子音群ごとの新語表の有用性. Audiology Japan, 37：389-390, 1994

79) 三浦雅美・矢部進・斎藤宏・小寺一興：聴覚機能検査音源の CD 化による検査の簡単化. Audiology Japan, 37：685-686, 1994

80) 斎藤宏・小寺一興・小島千絵・藤岡秀樹・高木全・渡辺靖雄：赤外線補聴器システムの臨床的検討. Audiology Japan, 38：461-462, 1995

81) 三浦雅美・矢部進・出岡良彦・小寺一興・広田栄子：音声の区切りをはっきりさせるディジタル補聴器の評価. Audiology Japan, 38：469-470, 1995

82) 矢部進・三浦雅美・出岡良彦・小寺一興・広田栄子：音声レベルを聴力野に変換するディジタル補聴器の評価. Audiology Japan, 38：471-472, 1995

参考文献

83) 広田栄子・小寺一興・三浦雅美：中等度感音難聴者の語音知覚に関する因子分析的検討．Audiology Japan，38：687，1995

84) 三浦雅美・矢部進・出岡良彦・小寺一興・広田栄子：ソニー方式ディジタル補聴器の特徴と効果．Audiology Japan，39：377-378，1996

85) 設楽仁一・小寺一興・三浦雅美：ディジタル圧縮増幅におけるリカバリータイムの検討．Audiology Japan，39：379-380，1996

86) 平石光俊・小寺一興・設楽仁一・伊藤達也：ノンリニア補聴器の明瞭度曲線．Audiology Japan，39：387-388，1996

87) 安達忠治・小寺一興・工藤多賀：補聴器両耳装用の効果．Audiology Japan，39：393-394，1996

88) 小寺一興・平石光俊・三浦雅美：調音結合による音節明瞭度の変化の検討．Audiology Japan，39：449-450，1996

89) 斎藤宏・北義子・小寺一興・工藤多賀・石井律子・村井瑞雪・田中美郷：人工内耳を施行した先天性感音難聴幼児の言語発達．Audiology Japan，39：591-592，1996

90) 猿谷昌司・小寺一興・村井瑞雪・塚腰優且：CIC（外耳道型補聴器）の検討．Audiology Japan，39：597-598，1996

91) 平石光俊・小寺一興・設楽仁一・伊藤達也：ノンリニア補聴器の有効性の検討．Audiology Japan，40：387-388，1997

92) 猿谷昌司・平石光俊・小寺一興：高齢難聴者の聴力閾値と語音明瞭度の検討．Audiology Japan，40：329-330，1997

93) 前川直子・原田朋栄・鈴木真純・伊藤達也・猿谷昌司・小寺一興：高齢補聴器使用者の聴力閾値の検討．Audiology Japan，40：353-354，1997

94) 設楽仁一・小寺一興・三浦雅美：騒音下のディジタル圧縮増幅とリカバリータイム．Audiology Japan，40：379-380，1997

95) 安達忠治・小寺一興：騒音下での補聴器両耳装用の効果．Audiology Japan，40：381-382，1997

96) 村井瑞雪・小寺一興・斎藤宏・渡辺靖雄：赤外線補聴システムの有効性の検討．Audiology Japan，40：391-392，1997

97) 石井律子・小寺一興：高度感音性難聴者の平均聴力レベルと語音明瞭度．Audiology Japan，40：419-420，1997

98) 田中美郷・小寺一興・北義子・斎藤宏・工藤多賀・石井律子・村井瑞雪：難聴乳幼児の治療教育ネットワーク帝京大方式；人工内耳をめぐって．Audiology Japan，40：555-556，1997

99) 平石光俊・猿谷昌司・小寺一興：単音節明瞭度と継続母音の関係．Audiology Japan，41：677-678，1998

100) 猿谷昌司・平石光俊・小寺一興：中耳炎術後耳の裸耳利得と挿入利得の検討．Audiology Japan，41：679-680，1998

101) 広田栄子・中村淳子・三浦雅美・小寺一興：要介護高齢者の補聴器装用指導の試み．Audiology Japan，41：689-690，1998

102) 小寺一興・広田栄子・鹿島直子・井口郁雄・小野文孝・目黒宗・能登彰夫：介護補聴器の有用性の検討．Audiology Japan，41：691-692，1998

103) 三浦雅美・矢部進・出岡良彦・小寺一興・中村淳子・広田栄子：フィッティング・フリー・ディジタル補聴器の試み．Audiology Japan，41：699-700，1998

104）小寺一興・猿谷昌司・平石光俊・設楽仁一・舘野誠・前川直子：ディジタル音声処理による有声子音の明瞭度改善．Audiology Japan, 42：443-444, 1999

105）廣田栄子・小寺一興・工藤多賀・斎藤宏・石井律子・村井瑞雪・中村淳子：住宅高齢者の補聴器適合経過の検討．Audiology Japan, 42：461-462, 1999

106）村井瑞雪・石井律子・工藤多賀・小寺一興：低音障害型・谷型オージオグラムの語音明瞭度と補聴器装用．Audiology Japan, 42：479-480, 1999

107）石井律子・村井瑞雪・斎藤宏・小寺一興：オージオグラムと補聴器の周波数特性の関係における語音明瞭度．Audiology Japan, 42：481-482, 1999

108）真鍋未希・寺島邦男・小寺一興：補聴器装用によって語音明瞭度が著明に改善する感音性難聴例での明瞭度の検討．Audiology Japan, 44：239-240, 2001

109）寺島邦男・真鍋未希・小寺一興：補聴外来における感音性難聴患者の聴力閾値と語音明瞭度の分布．Audiology Japan, 44：247-248, 2001

110）堀内美智子・斉藤佐和・小寺一興：聴覚障害児の音声の後続母音に関する音響的分析．Audiology Japan, 44：307-308, 2001

111）真鍋未希・鵜木美帆・寺島邦男・小寺一興：裸耳と補聴耳における明瞭度の差に関する子音別検討．Audiology Japan, 45：437-438, 2002

112）鵜木美帆・寺島邦男・真鍋未希・小寺一興：感音性難聴患者における子音群の明瞭度の検討．Audiology Japan, 45：439-440, 2002

113）寺島邦男・鵜木美帆・真鍋未希・小寺一興：水平型および高音漸傾型感音性難聴者の聴力レベルと語音明瞭度の検討．Audiology Japan, 45：441-442, 2002

114）堀内美智子・工藤多賀・斎藤宏・小寺一興：補聴器片耳装用者の聴力レベルと語音弁別能の経年変化－装用耳と非装用耳の比較－．Audiology Japan, 45：445-446, 2002

115）前川直子・伊藤達也・小寺一興：増幅処理の違いによる語音聴取への影響．Audiology Japan, 45：461-462, 2002

116）鵜木美帆・寺島邦男・真鍋未希・小寺一興：感音性難聴患者における子音の異聴の検討．Audiology Japan, 46：457-458, 2003

117）真鍋未希・鵜木美帆・小寺一興：感音性難聴患者における子音の伸長圧縮増幅処理の効果．Audiology Japan, 46：461-462, 2003

118）鵜木美帆・真鍋未希・小寺一興：感音性難聴患者における子音の音声加工による明瞭度改善についての検討．Audiology Japan, 47：283-284, 2004

119）工藤多賀・斎藤宏・堀内美智子・小寺一興：聴力に左右差がある難聴者の補聴器装用の実態．Audiology Japan, 47：455-456, 2004

120）真鍋未希・新井美帆・小寺一興：デジタル補聴器の臨床的検討．Audiology Japan, 48：381-382, 2005

121）杉浦公恵・真鍋未希・新井美帆・工藤多賀・斉藤宏・堀内美智子・小寺一興：デジタル補聴器の雑音抑制機能に関する臨床的検討．Audiology Japan, 49：619-620, 2006

122）佐野真幸・真鍋未希・新井美帆・工藤多賀・斎藤宏・堀内美智子・杉浦公恵・小寺一興：中等度難聴者に適合するデジタル補聴器の 60 dB・90 dBSPL 入力時の利得．Audiology Japan, 50：377-378, 2007

123）堀内美智子・工藤多賀・斎藤宏・杉浦公恵・小寺一興：補聴器装用者における騒音下の朗読音聴取についての検討．Audiology Japan, 50：391-392, 2007

124）佐野真幸・工藤多賀・斎藤宏・堀内美智子・小寺一興：デジタル補聴器の圧縮比が語音明瞭度に与える効果に関する検討．Audiology Japan, 51：389-390, 2008

索 引

∷和　文

索 引

∷欧　文

∷数　字

補聴器のフィッティングと適用の考え方   ISBN 978-4-7878-2274-1

2017 年 2 月 7 日	初版第 1 刷発行
2019 年 1 月 29 日	初版第 2 刷発行
2020 年 8 月 19 日	初版第 3 刷発行
2022 年 2 月 3 日	初版第 4 刷発行

※前書
「補聴器フィッティングの考え方」
初　　版第 1 刷　1999 年 6 月 1 日発行
改訂第 2 版第 1 刷　2006 年 9 月 30 日発行
改訂第 3 版第 1 刷　2010 年 11 月 11 日発行

著　者	小寺一興	
発 行 者	藤実彰一	
発 行 所	株式会社　診断と治療社	
	〒 100-0014　東京都千代田区永田町 2-14-2　山王グランドビル 4 階	
	TEL：03-3580-2750(編集)　03-3580-2770(営業)	
	FAX：03-3580-2776	
	E-mail：hen@shindan.co.jp(編集)　eigyobu@shindan.co.jp(営業)	
	URL：http://www.shindan.co.jp/	
表紙デザイン	保田　薫(hillbilly graphic)	
本文イラスト	藤立育弘	
印刷・製本	広研印刷 株式会社	

©Kazuoki KODERA, 2017. Printed in Japan.　　　　　　　　　　　　　　[検印省略]
乱丁・落丁の場合はお取り替えいたします.